DICTIONNAIRE

DE LA

CONSERVATION
DE L'HOMME

ATLAS ÉLÉMENTAIRE
D'ANATOMIE

AVEC TEXTE EXPLICATIF

Par le Docteur **B. LUNEL**

PARIS

CHEZ L'AUTEUR, RUE MAZARINE, 41

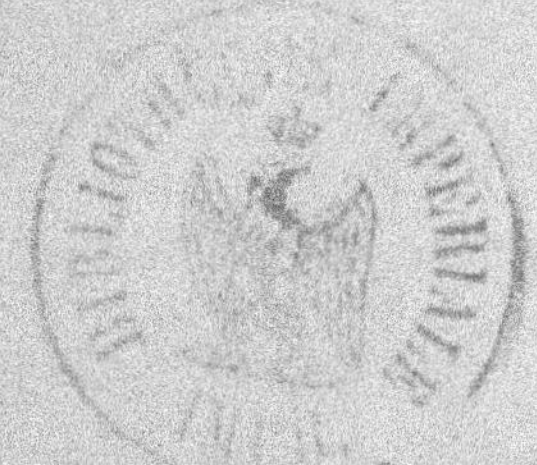

ATLAS ÉLÉMENTAIRE

D'ANATOMIE

Paris. — Typographie d'Emile Allard, 14, rue d'Enghien

DICTIONNAIRE

DE LA

CONSERVATION

DE L'HOMME

ATLAS ÉLÉMENTAIRE

D'ANATOMIE

AVEC TEXTE EXPLICATIF

Par le Docteur B. LUNEL

PARIS

CHEZ L'AUTEUR, RUE MAZARINE, 41

AVERTISSEMENT.

Tout les êtres vivants sont soumis aux lois physiques qui régissent la matière et aux lois vitales qui luttent incessamment contre les premières. Cette lutte, c'est la vie; par cela même, le triomphe des lois physiques sur les lois vitales, c'est la mort; mais de cette lutte incessante, dit le Dr Mercé, résultent des dérangements organiques et fonctionnels qui constituent les maladies, d'où l'importance pour le médecin pour bien connaître l'anatomie, qui est la base fondamentale de la science médicale. D'ailleurs, l'anatomie ne fournit pas des lumières seulement à la médecine et à la chirurgie, elle sert aussi à l'histoire naturelle et aux beaux-arts. En effet, si le médecin ne peut se dispenser de posséder l'anatomie descriptive, et le chirurgien l'anatomie topographique, — car le premier a besoin de voir, qu'on nous passe l'expression, avec les yeux de l'esprit, les organes intérieurs à travers les parois des cavités splanchniques, et le second les parties les plus profondément situées et les mieux cachées d'une région dans laquelle il veut plonger un instrument; — si le vétérinaire ne saurait se dispenser de connaître l'organisation des espèces animales domestiques auxquelles il est appelé à donner ses soins, — le naturaliste pourrait-il faire un pas dans l'étude de la zoologie sans avoir, au préalable, pris connaissance de l'organisation des animaux qu'il veut étudier? Enfin, le peintre et le sculpteur pourraient-ils posséder leur art à fond, s'ils n'étudiaient avec le plus grand soin les moindres détails des formes extérieures, les enfoncements sous-cutanés, les saillies musculaires dans les diverses attitudes, etc.?

L'utilité de l'étude de l'anatomie est donc indispensable, et se rattache à plusieurs branches des connaissances humaines.

Les anciens firent peu de progrès dans l'anatomie, parce qu'un préjugé religieux ne permettait pas la dissection des cadavres humains. Apis passait pour avoir enseigné l'anatomie aux Égyptiens, plutôt pour perfectionner l'art des embaumements que comme moyen de guérir les maux de l'humanité. Les Ptolomées furent, dit-on, les premiers rois qui encouragèrent cette pratique sous le rapport médical.

Chez les Grecs, dit Boquillon, l'anatomie fut presque toujours considérée comme une profanation. Acméon, disciple de Pythagore, est le premier qui ait disséqué des animaux (VIe siècle avant Jésus-Christ). Du temps d'Aristote, bien qu'Hippocrate eût déjà fondé sa doctrine (Ve siècle avant Jésus-Christ), on n'avait pas encore porté le scalpel sur un cadavre humain; aussi les notions d'anatomie, transmises par

Aristote, ne sont-elles tirées que de l'analogie ; mais Érasistrate, son petit-fils, et Hérophile, médecin carthaginois, donnèrent bientôt dans l'excès contraire ; ils disséquèrent des criminels vivants. On doit à Érasistrate la découverte des valvules du cœur et des mouvements de systole et de diastole (IVe siècle avant Jésus-Christ).

Gallien, le plus grand anatomiste de l'antiquité, créa une école nouvelle qui forma la seconde époque de la science. Ses découvertes jetèrent un grand jour sur plusieurs branches de l'anatomie, et particulièrement sur le système nerveux. Il ne confondit plus, comme ses prédécesseurs, ce qu'ils nommaient les parties blanches, les tendons, les ligaments et les nerfs ; il reconnut la texture de ces derniers, et établit d'une manière précise leur connexion avec la moëlle épinière et l'encéphale (IIe siècle).

Un intervalle de onze cents ans ne fournit pas un seul anatomiste. Parut alors Jean de Concorrigio, qui tenta, non sans succès, quelques expériences secrètes. Vinrent ensuite Mondini, Achillini, Benedetti, Beringario, Massa et Dubois, plus connu sous le nom de Silvius, qui a laissé son nom au canal qui fait communiquer le troisième et le quatrième ventricule du cerveau. — Enfin brilla Vesale, chef de l'école moderne. Bravant les préjugés de son siècle, il osa publiquement rechercher, sur des cadavres insensibles, les moyens de secourir l'humanité souffrante ; il eut la gloire de relever les erreurs de Gallien (XVIe siècle). L'école d'Italie, dont le nom se rattache particulièrement à l'étude de l'oreille interne et de l'utérus; Colombo Fabrice, dit *Aquapendente;* Ingrassia, Varoli et plusieurs autres, qui ont découvert et nommé quelques parties. A la même époque brillaient, en France, mais au second rang, Dulaurens; en Angleterre, Cowper; en Allemagne, Alberti, Bauhin, Plater et Fuch; en Hollande, Paaw; en Danemark, Gaspard, Bartholin, etc.

Le XVIe siècle fut signalé par la découverte de la circulation, par Harvey (1619), et celle des vaisseaux chylifères, par Aselli (1622). Ces deux découvertes répandirent une immense clarté sur l'anatomie physiologique, qui s'enrichit encore des belles injections de Ruysch et de l'application du microscope à l'étude des tissus. — Il nous est impossible de suivre ici les progrès de l'anatomie depuis l'époque où Winslow, créant une méthode descriptive, exacte et lumineuse, ouvrit la carrière à cette foule d'anatomistes distingués, parmi lesquels nous ne mentionnerons que Haller, Sœmmering, Scarpa... enfin, l'illustre Bichat, de l'école duquel sont sorties la plupart des illustrations anatomiques de notre époque.

ATLAS

D'ANATOMIE ÉLÉMENTAIRE

STRUCTURE DU CORPS DE L'HOMME

Le corps de l'homme se compose de *fluides* et de *solides*.

Les *fluides* comprennent le *sang*, la *lymphe*, le *chyle*, la *sérosité*, le *mucus*, la *salive*, les *larmes*, l'*urine*, etc.

Les *solides* sont les *os*, les *cartilages*, les *muscles*, les *tendons*, les *artères*, les *nerfs*, les *membranes*, etc.

ORGANES DE RELATION

DES OS.

Les os constituent la charpente du corps de l'homme.

Les os sont formés de deux éléments : l'un organique, qui leur donne de la vie et de la flexibilité, c'est la *gélatine*; l'autre, inorganique ou chimique, qui les rend durs et solides, mais plus cassants, c'est le *phosphate de chaux*. Le premier prédomine dans l'enfance, le contraire a lieu dans la vieillesse.

Si, après avoir mis à nu le phosphate calcaire par la calcination, c'est-à-dire après avoir brûlé la gélatine, on vient à toucher l'os, il tombe en poussière, et présente à l'analyse chimique : gélatine, 32,17 ; vaisseaux sanguins, 1,13 ; phosphate de chaux, 51,04 ; carbonate de chaux, 11,30 ; fluate de chaux, 2 ; phosphate de magnésie, 1,16 ; phosphate de soude, eau, etc., 1,20. Par contre, si l'on fait tremper un os pendant un certain temps dans un acide fort, tel que l'acide azotique (eau-forte du commerce), on dissout toute la partie terreuse, on met à nu la gélatine, et l'os devient flexible, de dur et cassant qu'il était avant cette opération. Du mélange de ces deux éléments résultent deux substances osseuses de trame différente :

1° La *substance compacte* à maille très-serrées et où le phosphate calcaire prédomine sur la gélatine ; elle a peu de vitalité ; partant, elle est souvent atteinte de nécrose ou mort de l'os, principalement dans une certaine maladie constitutionnelle invétérée ;

2° La *substance aréolaire* ou *spongieuse* à mailles très-lâches et dans laquelle la gélatine prédomine sur la partie inorganique, d'où la vitalité plus grande que dans la substance compacte ; aussi est-elle fréquemment atteinte de carie ou ulcère de l'os dans la maladie scrofuleuse. Cette substance prend le nom de *tissu réticulaire* dans le canal médullaire des os longs.

Les os sont recouverts d'une toile fibreuse qu'on appelle *périoste*, peu adhérente dans l'enfance, tandis qu'elle l'est beaucoup chez l'adulte, et cela d'autant plus que l'animal est plus âgé. Cela tient à ce que primitivement les moyens d'union entre cette membrane et les os sont essentiellement vasculaires, et que, plus tard, les vaisseaux *ostéo-périostiques* venant à s'oblitérer au fur et à mesure qu'on avance en âge, ils deviennent fibreux.

Les os sont divisés en os *longs*, os *courts* et os *plats*.

DIVISION DU SQUELETTE.

Les os forment un tout, ou un système dont les différentes parties sont contiguës entre elles. Leur assemblage constitue le squelette ou espèce de charpente solide qui soutient tout l'édifice animal. Il existe chez les mammifères, les oiseaux, les reptiles et les poissons, mais il manque complétement chez un grand nombre d'animaux des classes inférieures.

Fig. 1.—Squelette humain

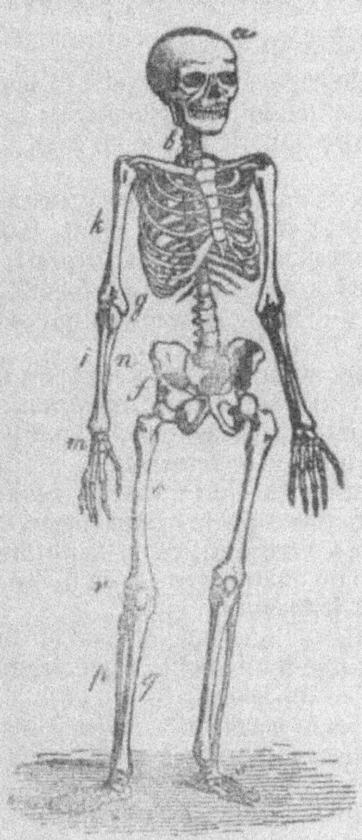

Le squelette est dit *naturel* lorsque les diverses pièces qui le composent sont unies par leurs ligaments préparés et desséchés; il prend, au contraire, le nom d'*artificiel* quand ces os sont unis par des liens artificiels, tels que des fils métalliques, des cordes à boyaux, etc.

Le squelette se divise en *tronc* et en *membres* ou *appendices*.

Le tronc se subdivise en : extrémité *supérieure* ou tête (fig. 1 *a*), extrémité *inférieure* ou bassin (*f*), et partie *moyenne*, constituée par le thorax et la colonne vertébrale.

La tête comprend le crâne et la face. Le crâne (*a*), qui contient le cerveau, le cervelet et leurs enveloppes (dure-mère, arachnoïde et pie-mère), se subdivise en *voûte*, ou partie supérieure, et en *base*, ou partie inférieure.

Il se compose de huit os, dont quatre impairs et médiants ; ce sont : en haut et en avant, le *frontal* ou coronal ; en haut et en arrière, l'*occipital ;* en bas et en avant, l'*ethmoïde*, qui concourt à la formation de la face ; en bas et au milieu, le *sphénoïde*, qui sert en quelque sorte de coin à tous les autres.

Quatre pairs ou latéraux ; ce sont : en haut, les deux *pariétaux*, et en bas les deux *temporaux*. Il existe, en outre, dans leurs articulations, de petits os surnuméraires qu'on nomme *os vormiens*.

La face présente cinq grandes cavités, destinées à loger les organes de la *vision* (fosses orbitaires), de l'*olfaction* (fosses nasales), et de la *gustation* (bouche), est composée de quatorze os, et se divise en mâchoires *supérieure* et *inférieure*.

L'os maxillaire inférieur, disposé en forme de fer à cheval, constitue à lui seul la mâchoire inférieure.

La mâchoire supérieure se compose donc de treize os, savoir : les *os maxillaires supérieurs*, qui sont les plus volumineux, et sur lesquels viennent appuyer tous les autres ; les os de la *pommette*, qui forment la partie saillante des joues, les os *palatins*, les os propres *du nez* ou *nasaux*, les os *unguis* ou *lacrymaux*, les cornets *inférieurs* et le *vomer*, qui est impair, et forme, avec la lame perpendiculaire de l'hethmoïde, la cloison des fosses nasales. On l'a comparé au soc de la charrue.

Bassin. — Il termine en bas le tronc, et se compose de quatre os, qui sont : 1° en arrière et sur la ligne médiane, le *sacrum ;* 2° au-dessous du sacrum, le *coc-*

cyx; 3° en avant, et sur les côtés, les deux os *iliaques* ou *coxaux* (*f*); chez l'enfant, ces os présentent plusieurs pièces : ainsi, l'os coxal en a trois, le sacrum cinq, et le coccyx trois ou quatre. Ce dernier, qui est en quelque sorte à l'état rudimentaire chez l'homme, prend un grand accroissement chez certains animaux, et constitue, chez eux, la *queue*.

Le bassin renferme et protège surtout le *rectum*, la *vessie* et les *organes génitaux* internes.

Colonne vertébrale. — La colonne vertébrale, vulgairement appelée *échine*, est une espèce de tige osseuse, située sur la ligne médiane postérieure et intermédiaire à la tête et au bassin. Elle est creusée dans son épaisseur et dans toute sa longueur d'un canal (canal vertébral), qui se continue par le trou occipital, avec la cavité crânienne, et en bas avec le canal sacré, qui est dans l'épaisseur du sacrum. La colonne vertébrale est destinée à loger et à protéger la moelle épinière et ses enveloppes membraneuses, qui sont la continuation de celles du cerveau. De chaque côté, elle présente une série de trous (trous de conjugaison) qui livrent passage aux nerfs qui naissent de la moelle.

Cette tige osseuse se compose de vingt-quatre pièces, qu'on nomme vertèbres, et que l'on divise en trois régions : cervicale, dorsale et lombaire. La plupart des naturalistes en comptent cinq, parce qu'ils rangent dans la colonne vertébrale les régions sacrée et coccygienne. La région cervicale a sept vertèbres (*b*), la région dorsale douze, et la région lombaire cinq.

Poitrine ou *thorax*. — C'est une espèce de cage osseuse (*g*), destinée à contenir le cœur et les poumons; elle est formée :

1° En arrière et sur la ligne médiane, par les douze *vertèbres dorsales ;*

2° En avant et sur la ligne médiane, par le *sternum* et son *appendice xiphoïde ;*

3° Latéralement, par les *côtés* et leurs *cartilages* de prolongement, au nombre de douze de chaque côté.

Membres. — On les distingue en *supérieurs* ou *thoraciques*, et en *inférieurs* ou *pelviens*.

Les membres supérieurs comprennent : 1° l'épaule, composée de deux os, *clavicule* et *omoplate;* 2° le bras, qui n'a qu'un seul os, l'*humérus* (*k*) ; 3° l'avant-bras, qui est composé de deux os; le *radius*, qui est au-dehors (*n*), et le *cubitus*, qui est au-dedans (*i*); 4° la main, qui est formée de vingt-sept os, et subdivisée en trois parties : *carpe*, *métacarpe* et *doigts*.

Le *carpe* (*m*) a huit os, disposés sur deux rangées, *supérieure* et *inférieure*. La première contient quatre os : le *scaphoïde*, le *semi-lunaire*, le *pyramidal* et le *pisiforme;* la deuxième rangée en possède quatre aussi : le *trapèze*, le *trapézoïde*, le *grand os*, et l'*os crochu*.

Le *métacarpe* est composé de cinq os, placés parallèlement les uns à côté des autres. On les distingue par nom numérique : 1er, 2e, 3e, 4e et 5e, en commençant par celui du pouce.

Les *doigts* ont pour charpente trois petits os, articulés à l'extrémité les uns des autres, et nommés *phalanges*. La première, c'est-à-dire la plus grande, et qui s'articule supérieurement avec le métacarpe, s'appelle *phalange proprement dite;* celle qui vient immédiatement après prend le nom de *phalangine*, et la troisième celui de phalangette ou phalange inguéale, parce qu'elle supporte l'ongle. Le pouce n'a que deux phalanges.

Membres inférieurs. — Comme les membres thoraciques, ils se divisent en quatre parties, savoir :

1° La *hanche*, qui est l'analogue de l'épaule ; elle n'a qu'un seul os, qui fait partie du bassin, c'est l'*os coxal ;*

2° La *cuisse*, qui est l'analogue du bras ; elle n'a qu'un seul os qui s'appelle *fémur* (*o*);

3° La *jambe*, qui représente l'avant-bras, est formée essentiellement de deux os fortement unis entre eux. L'un, placé en dedans, plus gros que l'autre, s'appelle *tibia* (*q*), le deuxième, situé en dehors, se nomme *péroné* (*p*);

A ces deux os il faut en ajouter un troisième qui est placé au-devant de l'articulation tibio-fémorale, et qui, en réalité, appartient plutôt au genou qu'à la jambe ; c'est la *rotule* (*r*);

4° Le *pied* est l'analogue de la main, et se compose de vingt-six os comme celle-ci ; il se partage en trois régions : *tarse*, *métatarse* et *orteils*.

Le *tarse* (*s*), qui est l'analogue du carpe, renferme sept os disposés sur deux rangées : *postérieure* et *antérieure*.

La rangée postérieure n'a que deux os : l'*astragale*, qui seule s'articule avec les deux os de la jambe, et le *calcaneum*, qui, en arrière du pied, forme une saillie considérable connue sous le nom de *talon*.

La deuxième rangée se compose du *cuboïde* en dehors, du *scafoïde* en dedans, et au-devant de celui des trois *cunéiformes*, distingués en grand, moyen et petit.

Le *métatarse*, qui est l'analogue du métacarpe, se compose comme lui de *cinq os* que l'on distingue en premier, deuxième, troisième, quatrième, cinquième, en commençant par le gros orteil.

DES ARTICULATIONS.

Pour former l'ensemble du squelette, les os sont joints par un ou plusieurs points de contact appelés *articulations*.

Les articulations sont distinguées en *mobiles* ou *diarthroses*; exemple : les os de la colonne vertébrale ; — *immobiles* ou *synarthroses*; exemple : les os maxillaires, les dents, les os du crâne ; — en *mixtes* ou *amphiarthroses*; exemple : les os du poignet.

Excepté les membranes synoviales, qui fournissent une humeur filante, visqueuse (*la synovie*), destinée à faciliter le glissement des extrémités osseuses, toutes les parties qui entrent dans la composition des articulations (cartilages, ligaments, etc.) appartiennent au tissu fibreux.

DES MUSCLES.

Les *muscles* sont des organes fibreux, charnus, plus ou moins rouges, qui, par leur masse, dessinent les formes extérieures et, par leur contractilité, servent à l'exécution du mouvement.

On les distingue en *muscles de la vie animale*, ou de *relation*, et en *muscles de la vie organique*. Les premiers se contractent sous l'influence de la *volonté* (muscles *volontaires*); les seconds sous l'influence de certaines irritations étrangères (muscles *involontaires*).

Les muscles soumis à l'action de la volonté s'implantent sur les os. Des faisceaux du tissu cellulaire, des tendons, des aponévroses, des gaînes fibreuses, des vaisseaux et des nerfs entrent dans leur composition.

Les *faisceaux musculaires* sont les parties rouges, essentiellement charnues des muscles.

Les *tendons* (du grec *ténôn*, formé de *teinein*, tendre) sont des cordons ou vaisseaux fibreux, d'un blanc luisant, qui tiennent à l'os par l'une de leurs extrémités et se continuent par l'autre avec les fibres charnues; ils ont pour but de transmettre le mouvement imprimé par la contraction musculaire.

Les *aponévroses* (du grec *apo*, et de *neuron*, nerf) sont des membranes blanches, luisantes, très-résistantes, composées de fibres entrecroisées; elles ont pour usage ou de rendre les muscles plus puissants, en facilitant leurs attaches aux os, ou d'envelopper ces organes et de soutenir leurs faisceaux pendant la contraction, au lieu de pénétrer dans leur intérieur, et d'augmenter leurs points d'insertion en diminuant la longueur de leurs fibres.

Les *gaînes fibreuses* sont des brides inextensibles, qui maintiennent en place les tendons pendant la contraction des muscles.

Les muscles de la vie organique, tels que le cœur, l'estomac, la vessie, etc., sont destinés à des fonctions que nous étudierons plus loin.

Dans les muscles volontaires, tantôt les fibres sont *parallèles*, et constituent un faisceau dont la partie moyenne est appelée *ventre*, les extrémités *tête* et *queue;* tantôt elles se divisent à leurs extrémités en plusieurs *tendons;* d'autres fois elles sont *annulaires*, comme dans les muscles de l'anus, etc.

On ne compte pas moins de quatre cents muscles dans le corps de l'homme, dénommés : 1° d'après leur position (brachial, fémoral); 2° d'après leur forme (dentelé, petit rond, grand rond, trapèze, etc.); d'après leur usage (abaisseur, élévateur, extenseur, abducteur, adducteur, pronateur, supinateur, rotateur, etc.).

La plupart de ces mots portent en eux leur signification.

On appelle *muscles antagonistes*, les muscles qui agissent en sens apposé, tels que les *abaisseurs* et les *élévateurs*, etc.

Voici, du reste, le dénombrement général des muscles :

MUSCLES DU TRONC.

§ Ier. MUSCLES DE LA TÊTE.

A. *Muscle du crâne.*

1° *Région épicrânienne.*
Occipito-frontal.

2° *Région auriculaire.*
Muscle auriculaire supérieur, — antérieur, — postérieur.

3° *Région occipito-cervicale antérieure.*
Muscle grand droit antérieur de la tête, — petit droit antérieur de la tête.

4° *Région occipito-cervicale postérieure.*
Muscle grand droit postérieur de la tête, — petit droit postérieur de la tête, — grand oblique de la tête, — petit oblique de la tête.

5° *Région occipito-cervicale latérale*
Muscle droit latéral de la tête.

B. *Muscles de la face.*

1° *Région palpébrale.*
Muscle orbiculaire des paupières, — sourcilier, — élévateur de la paupière supérieure.

2° *Région oculaire.*
Muscle droit supérieur de l'œil, — inférieur de

l'œil, — interne de l'œil, — externe de l'œil, — oblique supérieur de l'œil, — oblique inférieur de l'œil.

3° *Région nasale.*

Muscle pyramidal du nez, — triangulaire du nez, — élévateur commun de l'aile du nez et de la lèvre supérieure, — abaisseur de l'aile du nez.

4° *Région maxillaire supérieure.*

Muscle élévateur de la lèvre supériere, — canin, — grand zygomatique, — petit zygomatique.

5° *Région maxillaire inférieure.*

Muscle triangulaire des lèvres, — carré de la lèvre inférieure, — releveur du menton.

6° *Région intermaxillaire.*

Muscle buccinateur, — orbiculaire des lèvres.

7° *Région ptérygo-maxillaire.*

Muscles ptérygoïdiens interne, — externe.

8° *Région temporo-maxillaire.*

Muscles masseter, — temporal.

9° *Région linguale.*

Muscle hyoglosse, — genioglosse, — styloglosse, — lingual.

10° *Région palatine.*

Muscles péristaphylins externe, — interne, — palatostaphylin, — pharyngostaphylin, — glossostaphylin.

§ II. MUSCLES DU COU.

1° *Région cervicale antérieure.*

Muscle peaucier, — sterno-mastoïdien.

2° *Région hyoïdienne supérieure.*

Muscle digastrique, — stylo-hyoïdien; — mylo-hyoïdien, — génio-hyoïdien.

3° *Région hyoïdienne inférieure.*

Muscle-omoplat hyoïdien, — sterno-hyoïdien, — — sterno-thyroïdien, — thyro-hyoïdien.

4° *Région pharyngienne.*

Muscle constricteur inférieur, — moyen, — supérieur, — stylo-pharyngien.

5° *Région dorso-cervicale.*

Muscle trapèze, — rhomboïde, — splénius, — grand complexus, — petit complexus.

6° *Région cervicale latérale.*

Muscle scalène antérieur, — postérieur.

§ III. MUSCLES DE LA COLONNE VERTÉBRALE.

1° *Région prévertébrale.*

Muscle long du cou, — grand psoas, — petit psoas.

2° *Région vertébrale postérieure.*

Muscles inter-épineux cervicaux, — inter-épineux lombaires, — transversaires épineux, — long dorsal, sacro-lombaire, — transversaire.

3° *Région vertébrale latérale.*

Muscles inter-transversaires du cou, — des lombes.

§ IV. MUSCLES DE LA POITRINE.

1° *Région thoracique antérieure.*

Muscle grand pectoral, — petit pectoral, — sous-clavier.

2° *Région thoracique latérale.*

Muscle grand dentelé, réuni à l'angulaire de l'omoplate.

3° *Région intercostale.*

Muscles intercostaux externes, — internes, — sur-costaux, — triangulaire du sternum.

4° *Région diaphragmatique.*

Muscle diaphragme.

5° *Région vertébro-costale.*

Muscle petit dentelé, postérieur et supérieur, et inférieur.

6° *Région thoracique postérieure.*

Muscles grand dorsal.

§ V. MUSCLES DU BASSIN.

1° *Région anale.*

Muscle releveur de l'anus, — ischio-coccygien, — sphincter de l'anus.

2° *Région génitale.*

A. Chez l'homme.

Muscle ischio-caverneux, — bulbo-caverneux, — traverse du périnée.

B. Chez la femme.

Muscle ischio-caverneux, — constricteur du vagin.

§ VI. MUSCLES DE L'ABDOMEN.

1° *Région abdominale.*

Muscle grand oblique, — petit oblique, — transverse, — pyramidal.

2° *Région lombaire.*

Muscle carré lombaire.

MUSCLES DES MEMBRES.

§ Ier. MUSCLES DES MEMBRES THORACIQUES.

A. *Muscles de l'épaule.*

1° *Région scapulaire supérieure.*

Muscle sus-épineux, — sous-épineux, — petit rond, — grand rond.

2° *Région scapulaire antérieure.*

Muscle sous-scapulaire.

3° *Région scapulaire externe.*

Muscle deltoïde.

B. *Muscles du bras.*

1° *Région brachiale antérieure.*

Muscle caraco-brachial, — biceps-brachial, — brachial antérieur.

2° *Région brachiale postérieure.*

Muscle triceps-brachial.

C. *Muscles de l'avant-bras.*

1° *Région antibrachiale antérieure et superficielle.*

Muscle grand pronateur, — grand palmaire, — petit

palmaire, — cubital antérieur, — fléchisseur superficiel des doigts.

2° *Région antibrachiale antérieure et profonde.*

Muscle fléchisseur profond des doigts, — grand fléchisseur du pouce, — carré pronateur.

3° *Région antibrachiale postérieure et superficielle.*

Muscle extenseur commun des doigts, — extenseur du petit doigt, — cubital postérieur, — anconé.

4° *Région antibrachiale et profonde.*

Muscle grand adducteur du pouce, — petit extenseur du pouce, — grand extenseur du pouce, — extenseur propre de l'indicateur.

5° *Région radiale.*

Muscle grand spinateur, — petit spinateur, — premier radial, — second radial.

D. *Muscles de la main.*

1° *Région palmaire externe.*

Muscle petit abducteur du pouce, — opposant du pouce, — petit fléchisseur adducteur du pouce.

2° *Region palmaire interne.*

Muscle palmaire cutané, — adducteur du petit doigt, — petit fléchisseur du petit doigt, — opposant du petit doigt.

3° *Région palmaire moyenne.*

Muscles lombricaux, — inter-osseux.

§ II. MUSCLES DES MEMBRES INFÉRIEURS (abdominaux).

A *Muscles de la hanche et de la cuisse.*

1° *Région fessière.*

Muscle grand fessier, — moyen fessier, — petit fessier.

2° *Région iliaque.*

Muscle iliaque.

3° *Région pelvi-trochantérienne.*

Muscle pyramidal, — obturateur interne, — externe, — jumeau supérieur, — inférieur, — carré crural.

4° *Région crurale antérieure.*

Muscle couturier,— crural antérieur, — triceps,— crural.

5° *Région crurale postérieure.*

Muscle demi-tendineux, — demi-membraneux, biceps crural.

6° *Région crurale interne.*

Muscle pectiné, — droit interne, — grand adducteur de la cuisse, — petit adducteur de la cuisse, — moyen adducteur de la cuisse.

7° *Région crurale externe.*

Muscle tenseur de l'aponévrose crurale.

B. *Muscle de la jambe.*

1° *Région jambière antérieure.*

Muscle jambier antérieur, — extenseur du gros orteil, — extenseur commun des orteils, — péronier antérieur.

2° *Région jambière postérieure et superficielle.*

Muscle triceps de la jambe, — plantaire grêle, — poplité.

3° *Région jambière postérieure et profonde.*

Muscle grand fléchisseur des orteils, — jambier postérieur, — grand fléchisseur du gros orteil.

4° *Région péronière.*

Muscle long péronier latéral, — court péronier latéral.

C. *Muscles du pied.*

1° *Région dorsale du pied.*

Muscle pédieux.

2° *Région plantaire moyenne.*

Muscle petit fléchisseur des orteils,—accessoire du grand fléchisseur,— lombricaux

3° *Région plantaire interne.*

Muscle adducteur du gros orteil, — petit fléchisseur, — abducteur oblique du gros orteil, — abducteur transverse du gros orteil.

4° *Région plantaire externe.*

Muscle abducteur du petit orteil, — court fléchisseur du petit orteil.

5° *Région inter-osseuse.*

Muscles inter-osseux et plantaires.

ORGANES DE LA VOIX.

Ils comprennent le larynx avec ses cartilages, ses replis (cordes vocales), ses muscles, etc. (*Voyez* page 24 du *Dictionnaire de la Conservation de l'Homme.*)

ORGANES DES SENSATIONS ET DE L'INTELLIGENCE.

Le système nerveux est l'organe multiple de la double faculté de sentir et de créer des idées.

Il faut distinguer la *sensibilité interne*, qui appartient aux centres nerveux et à leurs dépendances, et la *sensibilité externe*, qui a pour appareils organiques les yeux, les oreilles, la peau, etc.

ORGANES DE LA SENSIBILITÉ INTERNE.

Les organes de la sensibilté interne comprennent le système nerveux général, qui se divise en *système nerveux cérébro-spinal* ou *rachidien*, et en *système ganglionnaire.*

Le *système cérébro-spinal* préside à la vie de relation.

Le *système ganglionnaire* préside aux fonctions de la vie de nutrition et de reproduction.

Système nerveux cérébro-spinal.

Le *système nerveux cérébro-spinal* se compose de l'*encéphale* [du grec *en*, dans, et *képhalê*, tête], ou ensemble de toutes les parties contenues dans la cavité du crâne.

L'*encéphale* contient lui-même le *cerveau*, la *moelle épinière* et les *nerfs* qui naissent de l'un et de l'autre.

DU CERVEAU.

Le cerveau est la partie la plus considérable de l'encéphale, qui occupe toute la cavité du crâne, à l'exclusion de la partie comprise au-dessous de la tente du cervelet. Le cerveau proprement dit s'étend du front aux fosses occipitales supérieures. Sa forme est symétrique, ovoïde, légèrement comprimée sur les côtés et

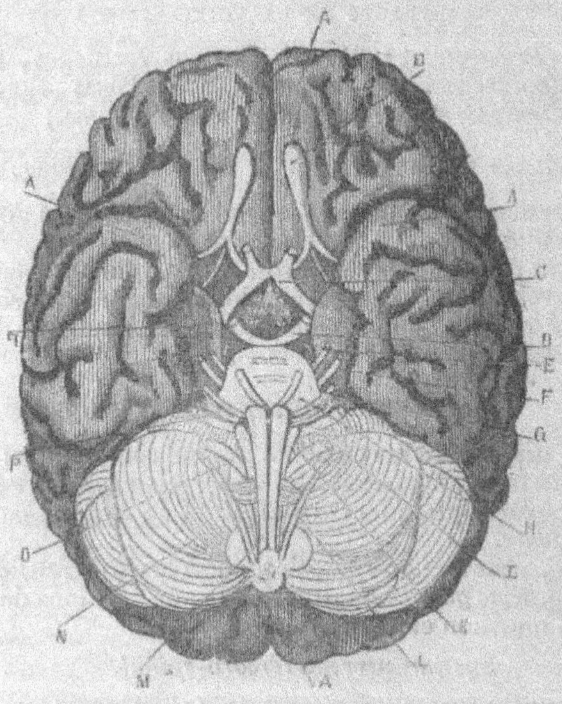

Fig. 2. — *Cerveau par sa face inférieure.* — On y voit les circonvolutions cérébrales (A, A); le nerf olfactif (B); le nerf optique (C); le nerf pathétique (D); les nerfs moteurs oculaires (E, F, G); la protubérance annulaire (H); les nerfs cérébraux spinaux (I, K, L, O, P); la naissance de la moelle allongée (M); le cervelet (N).

aplatie en dessous. Sa face supérieure est divisée, par une scissure profonde, en deux moitiés appelées *hémisphères cérébraux*, et présentant à sa surface un grand nombre d'éminences appelées *circonvolutions cérébrales*, et séparées par des sillons sinueux nommés *anfractuo-*

sités. Sa face inférieure offre, d'avant en arrière, la commissure des nerfs optiques, le tubercule cendré, la tige de la glande pituitaire, les tubercules mamillaires, la protubérance cérébrale, et sur les côtés, trois lobes, dits antérieur, moyen et postérieur. A l'intérieur, le cerveau renferme le corps calleux, le *septum-lucidum*, la voûte à trois piliers, la glande pinéale, le ventricule moyen et les ventricules latéraux. Toute la masse cérébrale est contenue dans trois enveloppes membraneuses appelées *méninges*, qui sont : la *piemère*, l'*arachnoïde*, la *dure-mère*. On distingue dans le cerveau deux substances : la *corticale*, grise, molle, spongieuse, d'où naissent des filaments nerveux ; la *médullaire*, blanche, plus ferme, parsemée de rameaux vasculaires, qui constitue ces mêmes filaments.

CERVELET.

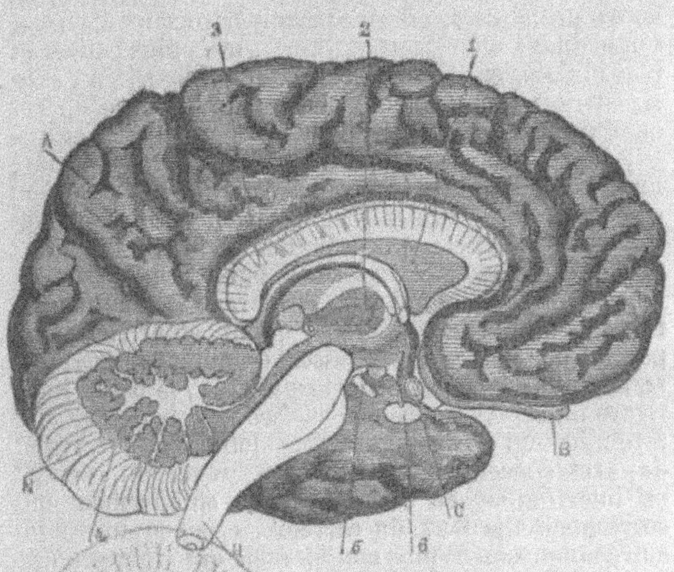

Fig. 3. — *Coupe verticale du cerveau, du cervelet et de la moelle allongée.* — On y voit les circonvolutions cérébrales (A) ; les substances blanche et grise ; la moelle allongée (H), etc.

Le cervelet est la seconde partie de l'encéphale pour le volume ; son poids est ordinairement, chez l'homme adulte, la huitième ou la neuvième partie de celui du cerveau ; il est logé dans les fosses occipitales inférieures, qu'il remplit entièrement ; sa forme, symétrique et régulière, peut être comparée à deux sphéroïdes déprimés, placés l'un à côté de l'autre sur un plan horizontal, et confondus par une partie de leur surface ; il est plus mou et plus léger, proportionnellement, que le cerveau ; sa surface présente un assemblage de lames grises, épaisses d'une ligne à une ligne et demie, placées de champ les unes contre les autres, concentriques, régulières ; plus étendues en arrière, plus courtes en devant, séparées par des sillons étroits que tapisse la pie-mère, et sur lesquels passe l'arachnoïde. Chaque lobe du cervelet présente ordinairement à sa superficie soixante ou soixante-cinq de ces lames. En écartant les lames principales, on en aperçoit beaucoup d'autres, semblables à elles pour la forme, mais plus petites et plus minces, entièrement cachées dans les sillons, et se recouvrant mutuellement. La face supérieure de cet organe est convexe, en rapport avec la tente du cervelet, et présente, sur sa partie antérieure et moyenne, une saillie allongée (*processus vermiformis superior*) qui est formée par l'entre-croisement réciproque des lames dont sont composées les deux lobes de l'organe ; sa *face inférieure* présente sur la ligne médiane un enfoncement profond qui loge en devant le commencement de la moelle vertébrale, et qui, en arrière, est partagé par une éminence assez volumineuse (*processus vermiformis inferior*). De chaque côté, la partie inférieure du cervelet offre une surface fortement convexe, arrondie, où l'on distingue quatre lobules qui décrivent des arcs concentriques. La circonférence du cervelet est interrompue en arrière par un enfoncement qui correspond à la faux du cervelet, et en avant par un autre enfoncement plus considérable qui embrasse une partie de la protubérance cérébrale et le commecement de la moelle. A l'intérieur de l'organe, on trouve une cavité appelée *ventricule du cervelet* ou *quatrième ven-*

triculе ; il est formé tout à la fois par le cervelet, par la protubérance annulaire et par l'extrémité supérieure de la moelle épinière ; il communique avec le ventricule moyen par l'aquéduc de Sylvius. Le centre médullaire de chacun des lobes du cervelet communique avec la protubérance, au moyen des prolongements postérieurs de ce dernier organe ; et lorsqu'on vient à couper le cervelet dans le sens vertical, les deux substances qui le composent représentent une sorte d'arbre nommé par les anatomistes *arbre de la vie.*

Chez l'homme, de même que chez tous les animaux vertébrés, le cerveau et la moelle épinière constituent l'organe le plus important ; réservoir de la sensibilité, des mouvements de la vie, siége de l'intelligence chez l'homme et de l'instinct chez les animaux, cet organe ne peut être blessé, comprimé ou mal conformé sans que l'être auquel il appartient ne soit frappé de mort, de paralysie ou de quelque affection mentale.

D'après les expériences de M. Flourens, corroborées par celles du professeur Bouillaud, 1° « les lobes antérieurs sont le siége de la volition ; 2° le cervelet est l'organe régulateur du mouvement ; 3° l'agent excitateur des muscles réside dans le prolongement rachidien et dans les nerfs ; mais il se concentre surtout à la protubérance cérébrale et à la naissance épinière, où les blessures produisent une paralysie générale ; 4° le principe de la volonté et l'agent excitateur se communiquent aux muscles en suivant la moelle épinière et les nerfs rachidiens nés des racines antérieures. »

Le lieu précis où M. Flourens dit que la vie réside particulièrement, est situé vers la nuque, au point de réunion du cervelet et du cerveau ; c'est ce que ce savant physiologiste appelle le *nœud vital.*

Il paraît établi, aussi bien pour les animaux que pour les divers individus dans l'espèce humaine, que l'intelligence grandit ordinairement en proportion du volume du cerveau et de son parfait développement.

Nous avons parlé, page 34 du *Dictionnaire de la Conservation de l'homme*, de la *phrénologie*, exposons ici le nouveau système de phrénologie, dit *céphalométrie* de M. d'Harembert.

CÉPHALOMÉTRIE.

Des trent-six protubérances indiquées par Gall et ses continuateurs, M. Armand d'Harembert n'en reconnait que quatorze.

L'homme, dit ce savant, a reçu quatorze organes primitifs : sept pour les facultés de l'âme, sept pour les instincts.

Ceux des facultés de l'âme sont :

Premièrement, *cinq sens moraux donnés à l'homme seul* pour mettre son âme en rapport avec le monde immatériel, sa patrie ;

La pénétration, l'équité, le respect, l'imagination et l'harmonie ;

Deuxièmement, *deux auxiliaires communs aux hommes et aux animaux :*

La mémoire locale, la mémoire des sons.

La pénétration donne à l'homme le pouvoir de comparer ; mariée à l'imagination et à l'harmonie, elle fait naître la causalité, saisit les rapports de la cause à l'effet, crée l'induction, les sciences, ce qu'on appelle l'esprit, qui est bienveillant avec l'équité, religieux avec le respect, ingénieux et pratique avec la mémoire locale, brillant avec la mémoire des mots, etc.

L'équité (sens du juste et de l'injuste, conscience) cause la bienveillance, la sensibilité, l'abnégation, la charité, etc.

L'imagination (idéalité, inspiration, facilité de créer des images, etc.) devient, quand seule elle est puissante et active, la folle du logis ; elle fait, par exemple, la femme romanesque, incomprise, superstitieuse.

L'harmonie crée, avec la mémoire des sons, la musique ; avec celles des formes, l'ordre, le goût, les arts ; avec l'imagination, l'espérance, la poésie ; avec les connaissances acquises, la philosophie. Elle donne l'amour de perfections indéfinies, promesse du Créateur, qui ne peut nous tromper.

La mémoire locale (configuration, individualité, localité, etc.) et la mémoire des sons (mots, langage) ont permis d'écrire le langage, la pensée ; elles marient les sensations morales aux sensations physiques, en donnant aux premières des formes et des noms.

Les organes primitifs pour les instincts communs aux hommes et aux animaux sont aussi au nombre de sept :

La *circonspection*, la *persévérance*, la *fierté*, la *sympathie*, l'*amour*, la *défensivité* et l'*alimentivité*.

Comme je l'ai déjà dit, ces instincts, sous l'empire de la raison, résultant de l'action puissante et harmonieuse des facultés de l'âme, sont tous indispensables au bonheur de l'homme ; abandonnés à des sens physiques plus imparfaits chez l'homme que chez la brute, ils deviennent la source de tous les vices et de tous les malheurs.

Ainsi nous voyons naître :

De la *circonspection*, la prévoyance, la prudence, la sagesse, quelquefois la timidité ; ou la ruse, le mensonge et le vol.

De la *persévérance*, la constance, la volonté ; ou l'entêtement, l'opiniâtreté.

De la *fierté*, le respect humain, l'émulation, la dignité, l'honneur ; ou l'ambition, la vanité, le dédain, la présomption, la fatuité, la coquetterie, l'orgueil, l'envie, la jalousie.

De la *sympathie*, attachement aux personnes, aux objets, aux lieux, l'amitié, la sociabilité, la civilisation ; ou la disposition à contracter de mauvaises habitudes.

De l'*amour*, la charité ; ou la galanterie, le libertinage, etc.

De la *défensivité*, le noble courage, la susceptibilité ; ou la brutalité.

De l'*alimentivité*, instinct de chercher et de prendre la nourriture, remède contre la faim, qui est une maladie mortelle, la tempérance ; ou la gourmandise, l'ivrognerie et même la cruauté. En effet, sans la raison, le courage, qui devient brutal et l'alimentivité qui porte certains animaux à vivre du sang des autres, familiarisent avec la cruauté et même avec le meurtre.

Je crois devoir faire remarquer qu'il y a deux sortes

d'instincts, les uns purement mécaniques, et qui ne sont pas du ressort de la céphalométrie : l'abeille construisant géométriquement ses cellules, comme l'abaissement de la température congèle géométriquement la nuée qui se change en neige, etc., etc. ; les autres, ceux dont je viens de décrire les organes, dirigés par des sensations physiques ou morales : le chien reconnaissant son maître, choisissant sa nourriture, le renard flairant son ennemi caché, l'homme faisant de ce qui n'est pour le mouton que l'attachement, la noble amitié ; de ce qui, pour le renard, n'est que circonspection et ruse, la prudence et la sagesse ; de la persévérance, la volonté, qui n'est autre chose que cet instinct annobli par la raison, c'est la persévérance raisonnée.

Ces instincts, par l'action répétée des sensations et l'exercice de la mémoire, s'élèvent chez les animaux, comme l'a dit M. Flourens, jusqu'à l'*intelligence ;* il aurait dû ajouter : des choses physiques. Car l'homme seul possède la faculté de saisir les rapports des phénomènes, de s'élever à la connaissance de leurs causes, de faire naître ainsi la sagesse, le génie. Il ne faut donc point confondre l'esprit de l'homme avec l'intelligence des animaux.

Si l'homme avait été créé sage, si Dieu lui avait imposé une raison invariable, comme il a imposé aux autres animaux les instincts qui sont invariables, il aurait cessé d'être libre ; en perdant sa noble mission, la conquête de la vérité, il aurait perdu toute sa dignité ; les erreurs du passé sont un point d'appui pour nous élever indéfiniment vers la vérité.

Si j'ai été assez heureux pour avoir clairement exposé la céphalométrie, il est inutile d'en déduire toutes les conséquences morales, toute son utilité pour l'éducation (qui n'est autre chose que la direction des instincts, dont les organes agissent chez l'enfant longtemps avant ceux des facultés de l'âme), et pour l'instruction, qui est la culture de l'esprit, dont on doit s'occuper dès qu'il commence à poindre, car l'activité que l'on donne à ces organes en augmente la force et même le volume.

Et, tout en admettant le vaste génie de Gall, qui a entassé les matériaux précieux au milieu desquels je n'ai eu qu'à choisir pour harmoniser un édifice, il me sera facile de démontrer que ceux des trente-six organes primitifs de la phrénologie qui n'ont point trouvé place parmi les facultés de l'âme ou les instincts n'ont pour objet que des facultés composées dont l'esprit du céphalomètre découvrira et harmonisera facilement toutes les nuances.

La justice, par exemple, qui ne peut exister sans le concours de la pénétration, de l'équité, de la persévérance et de la prévoyance, ne pouvait avoir un organe spécial que la phrénologie avait supposé entre ceux de la prévoyance, de la fierté et de la persévérance, avec lesquels les hommes habiles et pervers se font souvent passer pour justes.

La phrénologie ne connaissait pas toute la supériorité qu'elle devait avoir sur la science de Lavater, qui n'indique souvent que le rôle convenant à notre figure et que nous trouvons quelquefois de bon goût de jouer toute notre vie.

L'idée de Dieu et de la religion ne pouvait aussi être due à un seul organe; elle est le résultat de l'action puissante de toutes les facultés de l'âme.

La pénétration, en faisant comparer la terre aux millions des mondes qui l'entourent, indique un ordonnateur, esprit infini dont l'équité est la voix, le respect un effet de sa grandeur, que l'imagination cherche et dont l'harmonie qui nous fait rêver des perfections indéfinies est la promesse, etc., etc.

La première science du monde, la plus indispensable au bonheur de l'homme, celle qui doit être l'arbitre et non l'auxiliaire de la philosophie, de la religion et de la politique, la morale, qui a pour but la direction de la vie de l'homme, qui seule peut faire mûrir les véritables fruits d'une paix durable, est tout entière dans la domination des facultés de l'âme sur les instincts. Elle a pour point de départ naturel et physiologique la céphalométrie, qui prouve mathématiquement que la raison, résultat de l'action harmonieuse de toutes les facultés de l'âme, doit constamment dominer nos instincts, et que l'humanité, sans laquelle l'idée de Dieu n'existerait pas sur la terre, est un temple où le culte est digne du Créateur.

La figure 4 met en regard une tête topographiée d'après la céphalométrie.

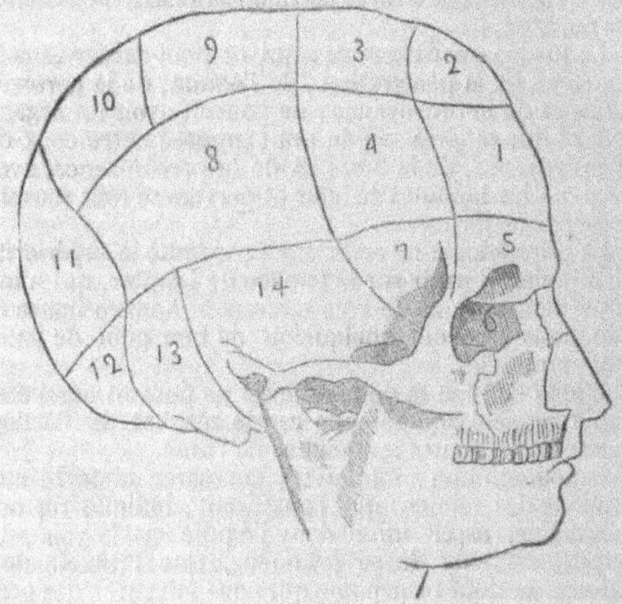

Fig. 4. — Système céphalométrique.

Organes pour les facultés de l'âme : 1. Pénétration, sagacité comparative. 2. Équité, conscience, etc. 3. Respect. 4. Imagination, idéalité, etc. 5. Mémoire locale, configuration, etc. 6. Mémoire des sons, des mots, etc. 7. Harmonie applicable à la configuration, aux sons, aux idées.

Organes pour les instincts : 8. Circonspection, prévoyance. 9. Fermeté, persévérance, etc. 10. Fierté, estime de soi. 11. Sympathie, amitié, sociabilité. 12. Amour, instinct de la reproduction. 13. Défensivité, courage, etc. 14. Alimentivité, instinct de manger pour vivre.

ORGANES DE LA SENSIBILITÉ EXTERNE.

Les organes de la sensibilité externe ou des sens, destinés à percevoir les impressions des objets extérieurs, comprennent les appareils de l'*olfaction*, de la *vision*, du *goût* et du *toucher*.

Appareils de l'olfaction.

L'appareil de l'olfaction se compose du nez et des fosses nasales que tapisse une membrane muqueuse, dans laquelle se ramifie à l'infini le *nerf olfactif*.

Le nez, organe de l'odorat, est cette partie saillante du visage située entre le front et la bouche. Il contient supérieurement deux *os propres*, dans sa partie moyenne un *cartilage*, et inférieurement plusieurs *fibro-cartilages*.

Le nez est tapissé à sa surface interne d'une *membrane pituitaire*, toujours humide. On y trouve quatre muscles. — Voyez *Muscles*.

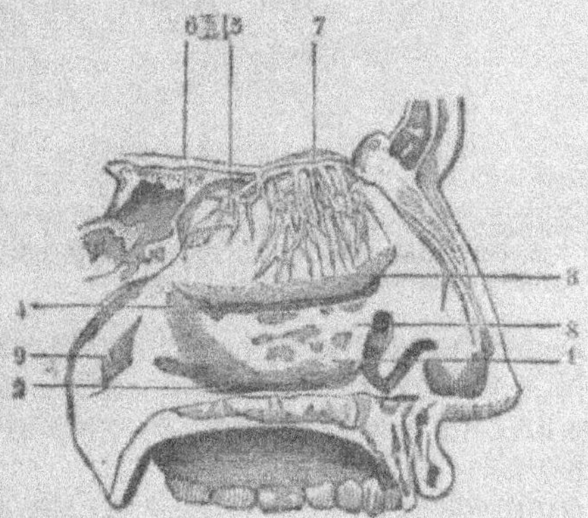

Fig. 5. — 1. Cornet inférieur ; 2. méat inférieur ; 3. cornet moyen ; 5. cornet supérieur ; 6. méat supérieur ; 7. nerf olfactif ; 8. canal nasal ; 9. ouverture de la trompe d'Eustache dans la gorge.

Les *fosses nasales* sont deux cavités anfractueuses, séparées par l'os vomer, qui concourent à l'olfaction, à la respiration et à la phonation. La *lame criblée de l'ethmoïde* forme la paroi supérieure de ces cavités ; le maxillaire supérieur et les palatins, la paroi inférieure, la voûte palatine et le plancher des fosses nasales. Enfin les *cornets du nez* et les méats (ouvertures) complètent cet organe important.

APPAREIL DE LA VISION.

Cet appareil comprend le globe oculaire, les muscles de l'œil, les paupières, etc.

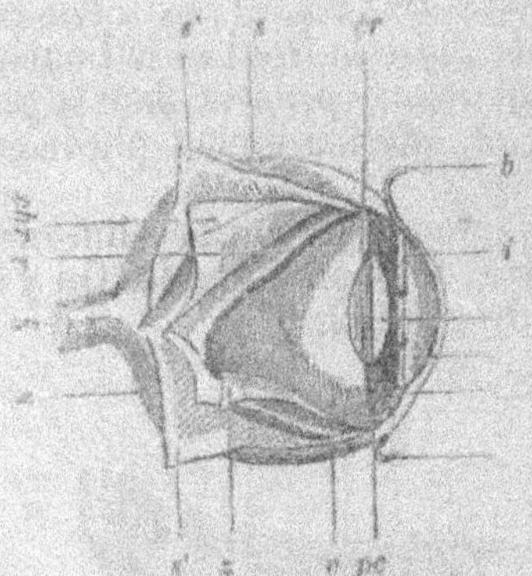

Fig. 6. — *c*, cornée ; *s*, *s*, sclérotique ; *s'*, *s'*, portion de la conjonctive ; *r*, rétine ; *b*, *b*, portion de la conjonctive ; *i*, iris ; *p*, pupille ; *cr*, cristallin ; *pc*, procès ciliaires ; *v*, humeur vitrée.

L'œil, organe immédiat de la vision, est placé dans la cavité orbitaire, tandis que ses dépendances occupent le contour de cette cavité, et sont composées des sourcils, des paupières, des cils, etc.

L'œil, *proprement dit*, ou *le globe de l'œil*, a la forme d'un sphéroïde, dont le plus grand diamètre s'étend d'avant en arrière ; il est placé à la partie interne et antérieure de l'orbite, et fait à l'extérieur une saillie plus ou moins grande, suivant les individus. — En général, l'œil est moins volumineux chez la femme que chez l'homme; son axe est parallèle à celui du côté opposé; examiné de profil, il paraît composé de deux portions de sphères distinctes, unies l'une à l'autre, et d'un diamètre différent. Le segment antérieur, qui forme à peu près le cinquième antérieur du globe, a le plus petit diamètre. En devant, l'œil est recouvert en grande partie par la conjonctive; en arrière et dans tout son contour il répond aux muscles droits et obliques qui s'y terminent, à un grand nombre de nerfs et de vaisseaux, à une graisse molle et abondante qui remplit l'orbite; en haut et en bas il répond à la glande lacrymale.

L'œil est mu par six muscles. — Voyez le tableau des *Muscles*.

Les parties qui entrent dans sa composition sont des membranes, comme la *sclérotique*, la *cornée*, la *choroïde*, la *rétine*, l'*iris*, l'*hyaloïde*; chez le fœtus la *membrane pupillaire*, et deux fluides nommés les *humeurs* ou les *milieux de l'œil;* tels sont l'*humeur aqueuse* et celle du corps *vitré;* le *crystallin*, etc.

Paupières.

Les paupières sont deux voiles mobiles placés au-devant de l'œil pour le protéger quand ils l'abaissent. Leur bord est garni de petits poils appelés *cils*, qui s'opposent à l'introduction dans l'œil des corpuscules qui voltigent dans l'atmosphère, et servent en même temps à modérer les rayons lumineux trop ardents.

APPAREIL DE L'AUDITION.

OREILLE.

L'oreille est l'organe de l'audition. Elle se compose d'une suite de cavités plus ou moins anfractueuses, dans lesquelles les rayons sonores sont successivement reçus et réfléchis jusqu'à ce qu'ils viennent ébranler la pulpe du nerf auditif qui est logé dans la plus profonde de ces cavités. L'oreille est en partie contenue dans l'épaisseur de l'os des tempes, et en partie saillante à l'extérieur, derrière l'articulation temporo-maxillaire. Pour la facilité de l'étude, on a divisé cet organe en trois parties :

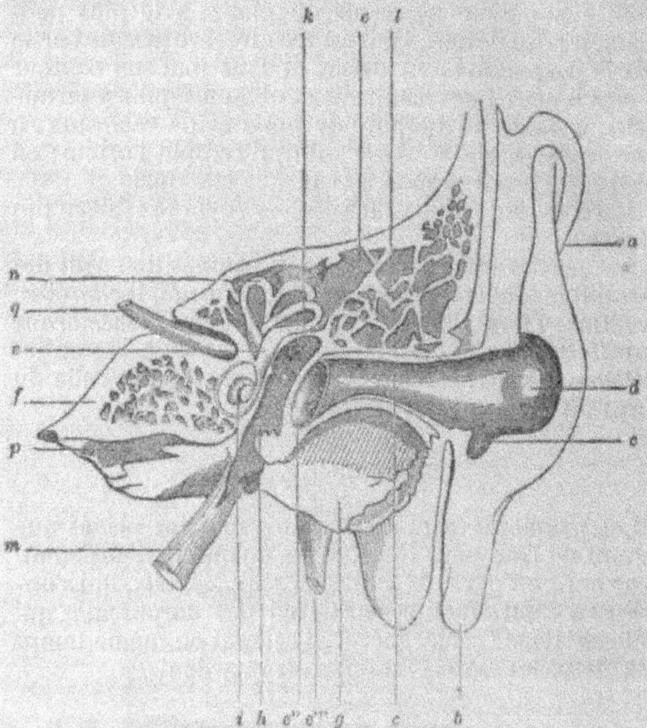

Fig. 7. — *Appareil auditif.* — *a*, pavillon de l'oreille : *b*, lobule ; *c*, antidragus ; *d*, conque ; portion du temporal, appelée rocher ; *e*, apophyse mastoïde ; *e''*, fosse glénoïdale ; *e'''*, apophyse styloïde ; *g*, conduit auriculaire ; *h*, membrane du tympan ; *i*, caisse du tympan ; *m*, trompe d'Eustache ; *n*, vestibule ; *o*, canaux demi-circulaires ; *p*, limaçon ; *q*, nerf acoustique.

la première, nommée *oreille externe*, est formée par l'auricule et le conduit auditif ; la deuxième, nommée *oreille moyenne*, comprend la caisse du tympan et ses dépendances ; enfin, la troisième, ou la plus profondément située, est connue sous le nom d'*oreille interne* ;

elle comprend les trois canaux demi-circulaires, le limaçon et le vestibule qui constituent le labyrinthe par leur ensemble.

APPAREIL DE LA GUSTATION.

La langue est l'organe spécial du goût. — La langue, organe musculaire et très-mobile, symétrique, placée dans l'intérieur de la bouche, depuis l'os hyoïde et l'épiglotte, jusque derrière les dents incisives, sert spécialement à nous procurer la sensation des saveurs, et concourt en outre aux actes de la succion, de la mastication, de la déglution, de la prononciation et de l'expuition. La langue a la forme d'une pyramide aplatie de haut en bas, arrondie à ses angles, et terminée en avant par une pointe mousse. Sa *face supérieure*, nommée le *dos de la langue*, est libre, plate, divisée en deux portions par un sillon médian. De ses côtés partent deux lignes qui se portent en avant, en divergeant, de manière à présenter un V dont le sommet serait tourné en arrière. Ces deux lignes sont formées par des follicules muqueux. La *face inférieure* de langue est libre, et revêtue par la membrane muqueuse de la bouche dans son tiers antérieur et sur les cotés ; mais, en arrière et au milieu, elle tient à l'os maxillaire inférieur, au moyen du muscle génioglosse, et à l'hyoïde à l'aide des hyoglosses. Ses *bords* sont arrondis, épais en arrière, minces en devant ; sa *pointe*, ou son *extrémité dentaire*, est arrondie et libre ; sa *base*, ou son *extrémité hyoïdienne*, se continue avec l'épiglotte et le voile du palais. Elle est fort épaisse au niveau du trou borgne, mais très-mince à mesure qu'elle se rapproche de l'os hyoïde.

APPAREIL DU TOUCHER.

L'organe général du toucher est la *peau*, tissu membraneux, épais, résistant, élastique, qui recouvre le corps de l'homme et de la plupart des animaux.

Chez l'homme, la peau est composée de *quatre* couches qui se succèdent ainsi du dehors au dedans : 1° l'*épiderme*, ou *cuticule*, formé de cellules plates et cornées ; 2° le *réseau de Malpighi*, ou *corps muqueux réticulaire*, assemblage de cellules arrondies ; 3° le *corps papillaire*, membrane intermédiaire dont la substance n'est point encore réduite en cellules ; 4° le *derme*, ou *chorion*, formé du tissu cellulaire : cette dernière couche est fort épaisse à la plante des pieds et à la paume des mains, très-fine aux paupières, et généralement plus forte au dos qu'au côté antéreur du corps ; son épaisseur, plus considérable chez l'homme que chez la femme, varie entre un demi-millimètre et 3 millimètres.

Il entre dans la composition de la peau différents organes de sécrétions et d'excrétions *follicules*, et des parties accessoires telles que pellicules, *poiles* et *ongles*.

Parmi les organes de sécrétions et d'excrétions, nous devons citer le *pigmentum* ou *matière colorante*, qui qui est de couleur noire dans la race nègre, cuivreuse chez les peuples méridionaux, et terreuse chez l'habitant du Nord.

Dans l'épaisseur de la peau se trouvent des espèces de glandes, dites *cébacées* (de *cebum*, suif) qui sécrètent un liquide huileux, versé à la surface du corps par autant de conduits excreteurts. Ces glandes sont surtout en grand nombre aux aisselles, aux aines, aux paupières, et, en un mot, dans toutes les régions où la peau forme beaucoup de replis.

Fig. 8. — *Organisation de la peau.*

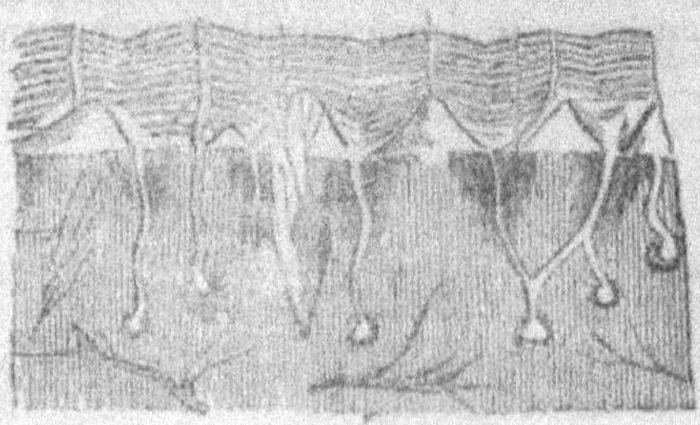

On donne le nom de *pores*, aux orifices ordinairement microscopiques, pour lesquels les divers ordres de vaisseaux s'ouvrent à la surface de la peau. Les expériences de Leuwenhoëk ont démontré qu'un morceau de peau de 8 centimètres carrés présente plus de mille pores. Or, comme l'étendue de la peau d'un homme de moyenne taille est évaluée à 14 pieds carrés, le nombre de pores doit être de 2 billions 16.000,000.

Les *poils* sont des filaments cornés qui sortent de la peau et recouvrent certaines parties qu'ils semblent protéger.

Fig. 9. — *Poil de bœuf.*

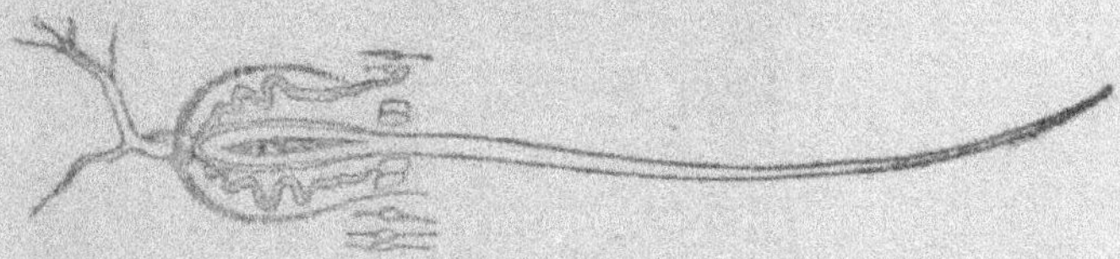

Selon les régions de la peau où on les observe, les poils prennent des noms différents.

ORGANES DE LA NUTRITION.

Ils comprennent les organes de la digestion, de la respiration, de la circulation, de l'absortion et des sécrétions.

ORGANES DE LA DIGESTION.

L'appareil de la digestion comprend la bouche, le pharynx ou arrière-bouche, l'estomac, le petit et le gros intestin.

L'estomac, organe principal de la digestion, est un réservoir musculo-membraneux, conoïde, alongé, courbé de devant en arrière, et de bas en haut dans le sens de sa longueur, légèrement déprimé sur deux faces opposées, se continuant, d'un côté, avec l'œsophage, et, de l'autre, avec le duodénum; situé au-dessous du diaphargme entre le foie et la rate, derrière les fausses côtes gauches ; occupant, à la partie supérieure de l'abdomen, l'épigastre et une portion de l'hypochondre gauche, et destiné à fluidifier, à convertir en chyme les aliments, avant de les transmettre aux intestins.

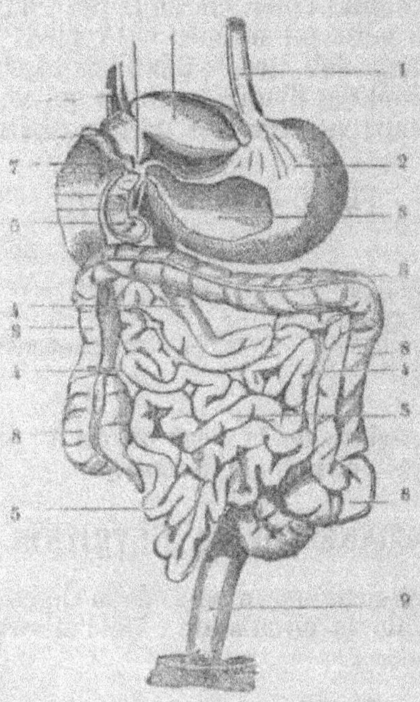

Fig. 10. — *Appareil de la digestion.* — 1, l'œsophage ; 2, estomac ; 3, estomac ouvert ; 4, 5, intestin grêle ; 6, duodénum ; 7, foie ; 8, gros intestin ; 9, rectum.

Considéré à l'extérieur, l'estomac présente : 1° une *face antérieure* qui regarde un peu en haut ; 2° une *face inférieure* dirigée en arrière ; 3° un *bord inférieur* ou *colique*, qui est très-étendu, qu'on appelle la *grande courbure*, et qui donne naissance au grand épiploon ; 4° au *bord supérieur* ou *diaphragmatique*, qui est plus court, concave, nommé la *petite courbure*, et qui se continue avec le petit épiploon ; 5° un *orifice gauche* ou *œsophagien*, nommé aussi le *cardia*, lequel communique avec l'œsophage ; 6° un *orifice droit* ou *intestinal*, nommé le pylore, lequel fait communiquer l'estomac avec le duodénum ; 7° une dilatation considérable, située à gauche du cardia et de la grande courbure, et qu'on a nommée la *grosse tubérosité de l'estomac ;* 8° une dilatation moins étendue, placée à droite de la grande courbure, et connue sous le nom de *petite tubérosité* ou *petit cul-de-sac de l'estomac.*

La surface intérieure de l'estomac est d'un blanc rougeâtre, comme marbrée, continuellement enduite d'une mucosité épaisse, et tapissée par une membrane muqueuse. Elle offre des rides nombreuses : du reste, sa forme correspond parfaitement à celle que le viscère offre à l'extérieur.

Les parois de l'estomac sont formées par trois membranes superposées ; la plus *extérieure* est séreuse, et dépend du péritoine ; la *moyenne* est musculeuse, et ses fibres affectent, les unes une direction longitudinale, les autres une direction transversale ; la tunique *intérieure* est de nature muqueuse, et n'est point, comme on l'a dit, la continuation de la membrane interne de l'œsophage. Les membranes muqueuses et musculeuses forment, au niveau du pylore, une valvule nommée la *valvule pylorique.* Ces trois tuniques sont réunies par un tissu lamineux, dense et serré ; entre la membrane muqueuse et musculeuse, on trouve, le long des deux courbures, surtout, une grande quantité de follicules mucipares, appelées les *glandes de Brunner.*

Nous donnons d'autre part une seconde figure explicative de l'appareilde la digestion.

Fig. 11. — Appareil de la digestion.

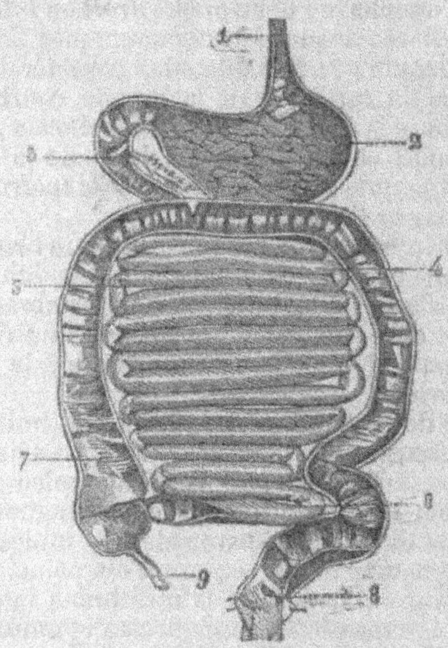

N° 1. Œsophage, conduit musculo-membraneux qui s'étend de l'extrémité intérieure du pharynx ou gosier à l'orifice supérieur de l'estomac. 2. Estomac, réservoir musculo-membraneux qui présente deux orifices : le supérieur est nommé *cardia*, l'inferieur *pylore*.—Duodénum, partie de l'intestin grêle qui suit immédiatement l'estomac, et communique avec lui par le pylore : c'est dans le duodénum que commence la séparation des substances nutritives et excrémentitielles.— 4, 5 et 6. Intestin grêle. — 7. Intestin colon, qui se divise en *colon iliaque droit*, *colon lombaire gauche*, *colon transverse* et *colon iliaque gauche* ou S du colon. Sa fonction est de ralentir le cours des matières stercorales, et de préparer leur excrétion, après qu'elles ont été dépouillées de toute substance nutritive.—8. Rectum, dernière portion du gros intestin, qui reçoit les matières fécales avant qu'elles soient chassées par l'acte de la défécation — Appendice coecale, communiquant avec le *cæcum*, première portion du gros intestin.

DES DIFFÉRENTES ESPÈCES DE DENTS.

Les dents sont des organes osseux en apparence, qui garnissent le bord de chaque mâchoire, et forment deux lignes paraboliques appelées *arcades dentaires*.—

Chaque dent se compose « d'une *couronne* qui fait saillie en dehors, d'une *racine* implantée dans une cavité appelée *alvéole*, et d'un *collet*, ou *col*, qui sépare la racine de la couronne. Quant à la matière elle-même de la dent, on y distingue : 1° une partie intérieure (*pulpe* ou *noyau*) molle, gélatineuse, pourvue de vaisseaux et de nerfs, qui est l'organe sécréteur de la dent et le siége des douleurs si vives qu'on y éprouve ; 2° une partie

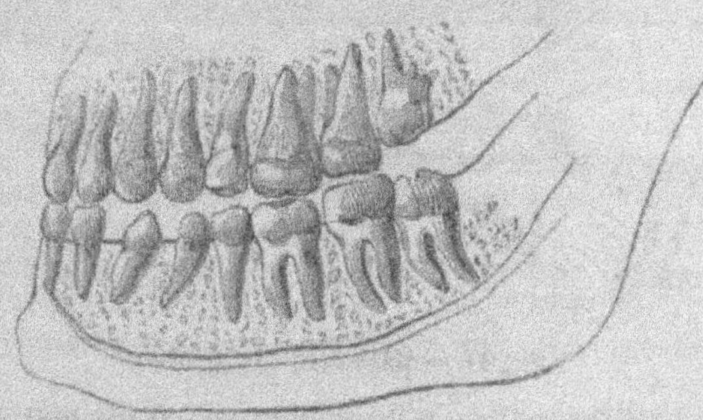

Fig. 12. — Dents incisives, canines et molaires.

intermédiaire, dite *ivoire*, dont la texture est très-dense, sans aréoles ni cellules ; elle présente une dis-

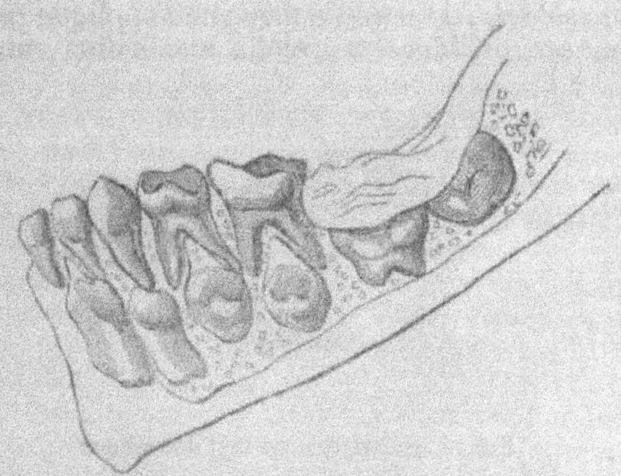

Fig. 13. — Évolution de dents.

position lamelleuse et une cavité qu'occupe le centre de la couronne, et qui va en se rétrécissant jusqu'au sommet ouvert de la racine ; l'analyse chymique montre cette partie composée de phosphate et de fluate de chaux, de carbonate de magnésie, de soude et de chlorure de sodium, indépendamment des cartilages et des vaisseaux ; 3° l'*émail*, qui recouvre l'ivoire, de consis-

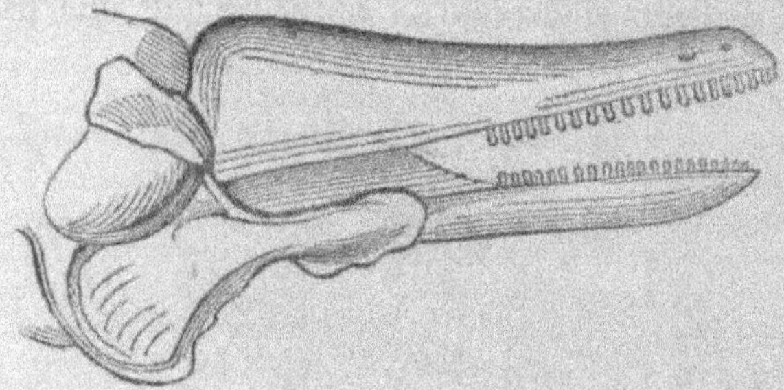

Fig. 14. — Mâchoires de dauphin.

tance cartilagineuse, d'un blanc mat ; il est peu adhérent à l'ivoire, tant que la dent n'a point percé la gencive ; il acquiert, au contraire, une très-grande dureté et adhère intimement à l'ivoire dès qu'il a éprouvé l'action de l'air et de la salive. »

En *zoologie*, le nom de dents ne s'applique pas seulement aux ostéides des alvéoles maxillaires, mais en-

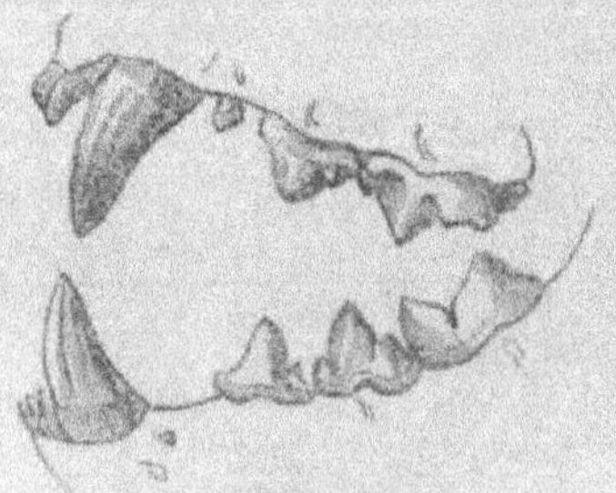

Fig. 15. — Mâchoires du chat domestique.

core à tous les organes *calcaires* ou *cornés*, quel que soit leur situation, servant à diviser, à broyer les substances alimentaires. Ainsi, dans les *rayonnés*, les dents sont disposées circulairement à l'entrée des voies digestives; dans les *articulés* et dans les *mollusques*, c'est à l'entrée du canal alimentaire, quelquefois dans son intérieur, ou même dans l'estomac, qu'elles se trouvent placées.

Dans les *vertébrés*, les dents sont généralement placées à l'entrée des voies digestives. Elles présentent de grandes différences selon les classes d'animaux :

1° Chez les *poissons*, certaines espèces manquent de dents; mais la plupart en ont aux deux mâchoires et souvent sur la langue, l'arrière-bouche et les arcs branchiaux. Dans les poissons *cartilagineux*, ces organes ne tiennent qu'à la peau; mais, dans les poissons *osseux*, ils sont enclavés dans les os.

2° Chez les *reptiles*, à l'exception des tortues qui manquent de dents et ont les maxillaires recouverts d'enveloppes cornées, le système dentaire présente de nombreuses différences. Par exemple, chez les *crocodiliens*, les mâchoires s'engrènent l'une dans l'autre, et des dents nombreuses, plus ou moins droites, sont en quelque sorte soudées aux os; cependant ces animaux changent plusieurs fois de dents jusqu'à l'âge adulte. Les dents de la *couleuvre à collier* sont soudées aux os; celles du *lézard vert*, juxtaposées au bord interne du maxillaire; celles de la *vipère*, situées à la mâchoire inférieure et aux branches palatines, sont sans venin, mais celui-ci est fourni par les dents du maxillaire supérieur, appelées *crochets*.

3° Chez les *oiseaux*, le bec corné est dans le même rapport avec les os et avec la peau que les dents ostéides des autres ordres.

4° Chez les *mammifères*, à l'exception de quelques genres, tous ont les dents ostéiformes ou calcaires, dont le nombre, la forme et les dispositions fournissent souvent de bons caractères zoologiques; ainsi, chez la plupart des *quadrumanes* (singes), les dents sont en même nombre que chez l'homme; quelques espèces cependant (alouate, sajou, etc.) ont trente-six dents; — chez les *carnassiers* (lion, tigre, chat, etc.), les dents incisives, canines et molaires existent ; — chez les *rongeurs* (rat, castor, etc.), un espace vide sépare les dents canines des molaires : ils n'ont donc point d'incisives. — Les *édentés* (fourmilier, kanguroo) n'ont point de dents sur le devant de la bouche : ils n'ont que des canines et des molaires. — Les *pachydermes* (rhinocéros, babiroussa, sanglier) n'ont pas tous des canines, qui, chez quelques espèces, sont remplacées par des défenses. L'éléphant ne possède, avec les molaires, que les défenses de l'os maxillaire supérieur. — Les *solipèdes* (cheval, âne, zèbre, etc.) ont les trois espèces de dents. Le cheval adulte en a quarante, vingt à chaque mâchoire. — Les *ruminants* (bœuf, girafe, chameau, etc.) manquent d'incisives à la mâchoire supérieure ; ceux qui ont des cornes n'ont pas de canines. — Les *cétacés* (baleines, cachalots) ont des dents molaires à couronne plate, des os maxillaires garnis de *fanons* ; enfin, quelques espèces (cétacés souffleurs) ont la bouche armée de dents aiguës.

Le nombre des dents chez l'homme adulte est de 32, savoir : 8 incisives sur le devant, dont 4 à chaque mâchoire ; 4 canines, une à chaque coin (celles de la mâchoire supérieure prennent le nom d'*œillères* ou *dents de l'œil*) ; 8 fausses molaires, dites aussi petites molaires, dont 2 à chacun des côtés des mâchoires, et 12 molaires, dont 3 à chaque extrémité des mâchoires ; les 4 dernières molaires, qui ne viennent que très-tard, sont appelées *dents de sagesse*. On distingue deux dentitions : la première est appelée *dentition de lait* (20 dents seulement) ; la seconde, *dentition permanente*.

Voici dans quel ordre et à quelle époque se fait le plus ordinairement l'*évolution des dents de la première dentition* :

Du quatrième au dixième mois, les quatre incisives centrales, celles du bas d'abord ;

Du dixième au douzième mois, les quatre incisives latérales ;

Du sixième au quatorzième mois, les quatre canines ;

Du douzième au vingtième mois, les quatre premières molaires ;

Du dix-huitième au trente-sixième mois, les quatre dernières molaires.

Ordre que suit le plus ordinairement la sortie des dents permanentes ou de remplacement :

De cinq à six ans, les premières grosses molaires ;

De six à huit ans, les incisives moyennes du bas, ensuite celles du haut ;

De sept à neuf ans, les incisives latérales ;

De neuf à onze ans, les premières et les deuxièmes petites molaires ;

De dix à douze ans, les canines ou conoïdes ;

De douze à dix-sept ans, la seconde grosse molaire ;

De vingt à vingt-quatre ans, la dernière molaire ou dent de sagesse : cette dent se montre quelquefois beaucoup plus tôt ; dans d'autres cas, beaucoup plus tard.

ORGANES DE LA RESPIRATION.

(Voir la figure, page 40.)

Ils se composent du larynx de la trachée-artère (première partie des conduits respiratoires), des bronches (canaux qui terminent la trachée), des poumons (organes immédiats de la respiration) et des plèvres (membranes qui tapissent les côtés de la poitrine et se fléchissent sur les poumons).

Le but de la respiration est d'introduire dans les poumons l'air atmosphérique, afin de mettre les matériaux du sang (sang veineux mêlé à la lymphe et au chyle) en contact avec cet air, pour en compléter l'hématose, et donner au liquide les qualités vivifiantes propres au sang artériel.

ORGANES DE LA CIRCULATION.

L'*appareil circulatoire* se compose du *cœur*, des *artères*, des *vaisseaux capillaires* et des *veines*.

Le *cœur*, organe central de la circulation, est une espèce de muscle creux, situé dans la poitrine, un peu à gauche, entre les deux poumons. Il est enveloppé par le *péricarde*, poche fibreuse dont la face interne est tapissée d'une membrane séreuse.

Fig. 16. — *Organes de la respiration.*

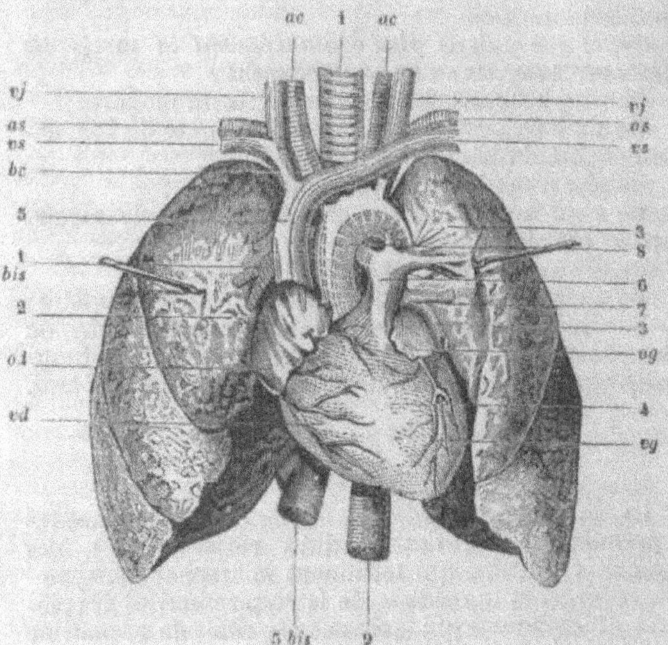

Poumons, cœur et gros vaisseaux. — (Disposition respective de ces organes. Les poumons, qui doivent cacher en avant le cœur presque tout entier, sont écartés au moyen de deux érignes pour découvrir l'organe central de la circulation.) — 1. Trachée-artère : les bronches qu'elle forme en se divisant, sont cachées par les vaisseaux. — 2. Poumon droit. — 3. Poumon gauche. — 4. Cœur. — 5. Veine-cave supérieure, formée par *vs*, *vs*, les veines sous-clavières, et *vj*, *vj*, les veines jugulaires. — 5 *bis*. Veine-cave inférieure. Les deux veines-caves aboutissent à *od*, l'oreillette droite, laquelle communique avec *vd*, le ventricule droit. — 6. Artère pulmonaire, naissant du ventricule droit et se subdivisant dans les poumons. — 7, 7. Veines pulmonaires, se rendant à *og*, l'oreillette gauche, qui communique avec *vg*, le ventricule gauche. — 8. Artère aorte, naissant du ventricule gauche, et fournissant à sa crosse : *bc*, l'artère brachio-céphalique, laquelle se divise presque aussitôt en : *as*, artère sous-clavière, et *ac*, artère carotide; *ac*, artère carotide gauche; *as*, artère sous-clavière gauche. — 9. Aorte descendante.

Le cœur est composé de quatre cavités, dont deux supérieures, dites ***oreillettes***, et deux inférieures, appelées ***ventricules***.

Fig. 17. — Organe de la circulation.

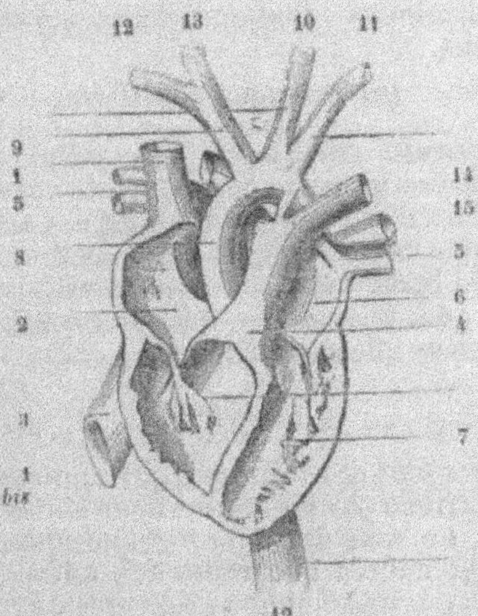

Organe central de la circulation ou cœur. — (Le cœur est coupé perpendiculairement par moitié. On voit l'intérieur des oreillettes et des ventricules. L'artère pulmonaire et l'aorte sont ménagées.) — 1. Veine-cave supérieure. — 2. Intérieur de l'oreillette droite. — 3. Intérieur du ventricule droit. — 4. Artère pulmonaire — 5, 5. Veines pulmonaires. — 6. Intérieur de l'oreillette gauche. — 7. Intérieur du ventricule gauche. — 8. Aorte. — 9. Tronc brachio-céphalique. — 10. Artère carotide primitive gauche. — 11. Artère sous-clavière gauche. — 12. Sous-clavière droite. — 13. Artère carotide primitive droite. — 14. Branche gauche de l'artère pulmonaire. — 15. Veines pulmonaires gauches.

Des artères.

On donne le nom d'*artères* (du grec *aer*, air, et *terein*, contenir, parce que les anciens pensaient qu'elles contenaient de l'air) à des vaisseaux destinés à porter le sang du cœur dans toutes les parties du corps.

Deux troncs ramifiés constituent le système artériel. Le premier est formé par l'artère *pulmonaire*, qui va du ventricule droit du cœur au poumon ; le second est constitué par l'artère *aorte*, qui part du ventricule gauche, et fournit ses divisions dans tout le corps.

Les artères sont formées de trois membranes : l'externe

est celluleuse; la moyenne, qui est la plus résistante, est fibro-cartilagineuse; l'interne est mince et dépourvue de vaisseaux.

Des vaisseaux capillaires.

Les *vaisseaux capillaires* (de *capillus*, cheveu) ne constituent pas un ordre particulier de vaisseaux, mais seulement les dernières ramifications des artères, devenues presque microscopiques par leurs divisions successives, et se recourbant sur elles-mêmes pour donner naissance aux veines. Ces vaisseaux contiennent plus de fluide blanc que de sang.

Des veines.

Les *veines* sont des vaisseaux qui ramènent au cœur le sang distribué par les artères dans toutes les parties du corps. Ce sont des tubes cylindriques, dont les parois, plus minces que celles des artères, sont aussi composées de trois tuniques: l'*externe*, de nature celluleuse; la *moyenne*, composée de fibres longitudinales, et l'*interne*, lisse, polie, extensible. La tunique interne forme un grand nombre de replis nommés *valvules*, dont le bord libre est dirigé du côté du cœur, de manière que le sang qui parcourt les veines, se rendant au cœur, refoule ces valvules contre les parois du vaisseau, et continue son cours sans empêchement; mais si une cause quelconque s'oppose à la marche de ce fluide et le repousse en sens contraire, les replis qui se trouvent distendus se relèvent et l'empêchent de rétrograder.

Les veines sont situées, les unes dans les profondeurs et dans le voisinage des artères, les autres sous la peau. Leur ensemble constitue le *système veineux*, dans lequel on distingue: 1° le *système veineux général*, qui commence dans toutes les parties du corps par des ramuscules fort ténus, et qui finit dans le cœur par les *veines-caves, supérieures* et *inférieures*; 2° le *système veineux abdominal*, ou de la *veine-porte*, placée dans l'abdomen: il résulte de deux ordres de vaisseaux, réunis par un tronc commun, appelé la *veine-porte*.

ORGANES DE L'ABSORPTION.

Les organes de l'absorption sont les ganglions lymphatiques, les vaisseaux lymphatiques, etc. (Voyez le *Dictionnaire de la Conservation de l'homme.*)

ORGANES DES SÉCRÉTIONS.

Les appareils sécréteurs comprennent les glandes *lacrymales*, *salivaires*, le *foie*, le *pancréas*, les *reins*, les *testicules*, les *ovaires* et les *mamelles*.

Appareil qui a pour but la conservation de l'espèce.

Il est constitué par les organes sexuels différents chez l'homme et chez la femme.

Chez le premier, il se compose : 1° du *testicule*, organe sécréteur du sperme ou fluide fécondant ; 2° d'un canal excréteur, appelé *canal déférent ;* 3° d'un réservoir ou *vésicule séminale*, dont le canal excréteur se réunit au précédent pour former 4° le canal *éjaculateur*, qui va s'ouvrir dans l'urètre ; 5° du *pénis*, ou organe copulateur, destiné à porter le fluide fécondant dans les parties génitales de la femme.

Chez la femme, les organes sont : 1° l'*ovaire*, analogue au testicule chez l'homme ; 2° la *trompe de Fallope*, destinée à prendre l'ovule dans l'ovaire pour le transporter dans l'utérus ; l'utérus (matrice), organe de la gestation ; le vagin, organe copulateur ; enfin les parties *génitales externes*.

Récapitulation des principaux organes de l'homme.

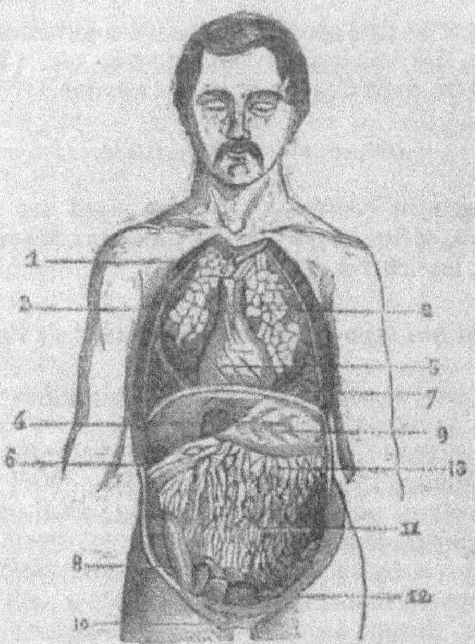

Fig. 18. — *Organes intérieurs du corps.*

1. Gros vaisseaux qui vont au cœur et en partent. — 2. Poumon gauche, plus long et moins large que le droit. — 3. Poumon droit, plus court et plus large que le gauche : ces organes, de structure spongieuse, molle, flexible, compressible, dilatable, remplissent exactement la cavité de la poitrine, et sont séparés l'un de l'autre par le *médiastin* et le cœur. — 4. Foie, organe sécréteur de la bile, qui occupe presque tout l'espace connu sous le nom d'*hypochondre droit*, s'étend même un peu vers l'hypochondre gauche, et recouvre en partie l'estomac. C'est la plus volumineuse de toutes les glandes ; son poids, assez variable, est ordinairement, chez l'homme, de près de deux kilogrammes. — 5. Cœur renfermé dans son enveloppe (le péricarde) ; c'est un muscle creux et charnu qui, par le moyen des artères, envoie le sang jusqu'aux extrémités du corps, d'où il lui est rapporté par les veines. — 6. Vésicule biliaire, réservoir membraneux logé dans un enfoncement superficiel de la face inférieure du lobe droit du foie, et qui reçoit une partie de la bile que sécrète celui-ci, pendant l'état de vacuité de l'estomac. — 7. Muscle diaphragme, qui sépare la poitrine de l'abdomen. — 8. Paquet intestinal. — 9. Estomac, organe principal de la digestion. — 10. Lambeau de la peau du ventre. — 11. Epiploon, repli du péritoine, situé au-devant des intestins. — 12 Vessie, réservoir de l'urine. — 13. Côlon transverse, partie du gros intestin.

De l'homme physique et moral.

La nature a donné à la race humaine (1), de plus qu'aux animaux, une faculté spirituelle, qui nous donne la connaissance de la science du bien et du mal; elle nous a rendus capables d'impressions plus profondes et plus pénétrantes; par cette voie, elle a versé sur nous, sans mesure, la coupe des plaisirs et des peines. Aucune créature ne naît plus faible que nous, et aucune ne devient plus puissante. Quel animal, à sa naissance, n'a pas plus d'instincts et de facultés que l'enfant, mais lequel peut acquérir, comme l'homme, ce brillant degré d'intelligence et d'habileté qui sait asservir l'univers? La brute, en entrant au monde, est presque aussi instruite, par l'instinct, que ses parents; l'homme, au contraire, est, à son origine, dépourvu de toute connaissance, et plongé dans une stupide imbécillité : mais l'instinct de la première est stationnaire; la science du second s'accroît sans cesse et s'élève aux plus sublimes vérités. Le cercle moral de l'animal est resserré dans d'étroites limites; l'homme peut s'élancer aux plus éclatantes vertus, ou se précipiter dans l'abîme des plus horribles scélératesses; il parcourut tous les extrêmes. Rien n'est en même temps plus majestueux et si abject que l'homme en général; et par ses excès de bien et de mal, c'est une des merveilles les plus incompréhensibles que la nature ait jamais formées.

Ce qui distingue éminemment l'homme de tous les autres êtres, ce sont donc ces qualités exorbitantes de domination et de servitude, de bonheur suprême et de misère insupportable, de science et d'ignorance, enfin, de vertus et de vices, par lesquelles il est à la fois la gloire et l'opprobre de la terre. La nature lui a tout ôté pour lui tout accorder; elle l'a fait naître impuissant, esclave de tout, pour le combler de force et de souverai-

(1) Virey. *Hist. nat. du genre humain.*

neté; elle l'a créé stupide, pour l'exciter à la plus sublime raison; elle lui a donné une sensibilité profonde comme un instrument tout-puissant de perte ou de salut, et lui a également ouvert les portes du crime et de la vertu. Quel animal a jamais possédé ces prérogatives? la nature a écarté toute barrière de l'âme humaine, parce qu'elle nous a éclairés du flambeau du génie; elle les a multipliées, renforcées autour de l'animal, parce qu'il est aveugle dans la science du bien et du mal.

L'homme est donc un être excessif en toutes choses; il l'est par son rang suprême dans l'ordre des corps animés; il l'est par ses facultés corporelles, qui surpassent, en général, celles des animaux et des plantes; il l'est surtout par ses forces morales et intellectuelles, qui lui ont conquis le sceptre de la terre. L'homme réunit toutes les qualités extrêmes des règnes organisés; on peut dire qu'il est en quelque sorte leur cerveau, leur partie pensante et sensible par excellence, tandis que les autres espèces en composent le corps et la masse brute. De même que le cerveau est formé pour diriger l'économie vivante de chaque individu, le cerveau des corps organisés, qui est la race humaine, est établi par la nature comme un suprême modérateur, pour faire régner entre eux une sorte d'équilibre et de subordination. C'est un grand balancier destiné à peser tour à tour sur tout ce qui s'élève au delà des limites naturelles, et à faire remonter au niveau tout ce qui s'abaisse trop au-dessous.

Voyez ces contrées couvertes de plantes et d'animaux de toute espèce qui les surchargent; l'homme, attiré par l'abondance de leurs productions, y fixe sa demeure, subjugue et détruit les animaux, réduit en servitude les plus doux, frappe de terreur ou de mort les plus indomptables, renverse les forêts, retranche cette exubérance de vie végétale par le feu, la cognée et la faux, purifie les airs, dessèche les marais, donne un libre cours aux eaux stagnantes, anime la nature morte, et y fait régner une perpétuelle harmonie. Mais bientôt l'espèce humaine prenant un accroissement prodigieux par l'établissement des sociétés, des empires, des lois civiles et religieuses, par la perfection de la civilisation; la nature est de nouveau encombrée. Jadis elle était étouffée, envahie par une surabondance de végétaux et d'animaux de toute espèce; maintenant elle est accablée, dévorée par des hôtes puissants qui épuisent la terre de ses plantes et détruisent ses animaux. Alors elle cherche à se débarrasser de cette multitude fatigante qui l'oppresse; elle renverse la puissance de l'homme, change ses cités en déserts par la famine et les pestes, détruit les empires, met, ainsi, l'épée dans les mains des conquérants, fait déborder des régions du Nord des hordes dévastatrices, renouvelle, par des révolutions politiques, la masse des générations humaines, envoie des maladies qui attaquent la reproduction de l'espèce, et rétablit, par ces formidables secousses, l'équilibre entre les êtres organisés. Il est réservé sans doute, dans les destinées de la nature, des époques redoutables de ravages et de destruction au genre humain, et les temps sont marqués par la divine Providence pour la ruine des empires et les renouvellements de la face du monde. Voyez s'élever successivement les royaumes des Mèdes, des Assyriens, des Scythes, des Perses; écrasés par les conquérants macédoniens, ils sont tombés à leur tour devant les Romains. La puissance colossale de ces derniers s'écroula ensuite sous les coups des vaillants enfants du Nord, qui accourent comme des loups dévorants à la chute de ce grand cadavre. Les Cimbres, les Huns, les Goths, les Vandales, les Alains, les Visigoths, et toutes ces races belliqueuses qui débordèrent par torrents, morcelèrent, envahirent les vastes provinces de l'empire romain, et, conduits par les Alaric, les Attila, les Genseric et les autres fléaux de l'espèce humaine, se déchirèrent entre eux, en s'arrachant de sanglants débris. En Asie, je vois s'élever l'empire des Sarrasins, à la voix de Mahomet. En Europe, Charlemagne fonde une nouvelle puissance; les Tartares, sous les Tamerlan et les Genghis-Khan, inondent l'Asie; les Turcs anéantissent l'empire d'Orient; les Espagnols envahissent le nouveau monde; la destruction succède sans cesse à la destruction, et, au milieu de ce fracas éternel des empires qui s'élèvent, qui s'écroulent les uns sur les autres, la nature immuable tient la balance, et préside, toujours impassible, à ces bouleversements.

Ces marées ou reflux de l'espèce humaine, ces dévastations, ces colonies, ces irruptions, enfin, ces conquêtes et toutes ces révolutions opérées dans le long cours des siècles, ne sont que des établissements successifs d'équilibre dans le système des corps organisés; car on observe que ce sont presque toujours les nations pauvres, ou, ce qui revient au même, trop nombreuses eu égard au peu de produit de leur territoire, qui exécutent ces grands bouleversements. Il est donc un rapport nécessaire entre le nombre des hommes et la quantité des subsistances organisées, qui fournissent à leur nourriture et à leurs nécessités; rapport qui, venant à se déranger, entraîne à sa suite des famines, des ruines de pays, des soulèvements, des convulsions politiques, des guerres, des maladies pestilentielles et tous les ravages qui en sont la suite. Ainsi les habitants des régions stériles du Nord refluent toujours, les armes à la main, dans les plaines fertiles de l'Asie, de sorte que l'équilibre ne s'établit pas seulement de peuple à peuple, mais il se coordonne encore avec l'ensemble des corps organisés qui servent à leurs besoins. Les pays froids et peu productifs sont, par cette raison, les moins peuplés; les époques de disette diminuent sensiblement le nombre des naissances humaines; les mouvements politiques, les révolutions s'exécutent toujours par les classes indigentes de la société contre les riches et les heureux. La politique elle-même n'est souvent qu'un instrument de la nature, sans que nous nous en doutions; les vicissitudes des nations ne dépendent pas uniquement des hommes; il est une plus haute nécessité des choses, un concours fatal de circonstances qui les déterminent. Les rois eux-mêmes ne sont-ils pas dominés par cette puissance supérieure de la nature, qui impose le joug de ses lois à ceux qui en donnent aux autres hommes? Rien n'est durable dans le monde; les empires ont leurs âges comme les individus, et ils n'existent que par rapport aux corps organisés qui servent à la sustentation et aux besoins des membres de la société. L'impulsion primitive émane donc de la propriété de l'homme sur les substances naturelles, et les agitations secrètes qui donnent le branle aux États remontent à quelque source semblable, de manière que la Providence de la nature, qui veille sur tous les êtres, en tient toujours le gouvernail.

Cet équilibre général que l'espèce humaine est chargée de maintenir dans les règnes organisés, chaque classe d'animaux l'établit dans les diverses provinces de la nature, comme les oiseaux, par leurs émigrations perpétuelles du midi au nord, et du nord au midi ; les poissons, par leurs voyages annuels au sein des mers. On aperçoit même de semblables débordements parmi les mammifères ; et il se trouve sans doute de pareilles migrations dans la classe des insectes. Où l'aliment abonde, là se porte le consommateur ; de sorte que la matière organisée ne demeure jamais dans l'inaction.

Ainsi, l'espèce humaine n'existe pas uniquement pour elle-même, mais elle est constituée relativement à l'ensemble des êtres animés ; elle n'est donc point l'objet et le but de tout ce qui est créé, mais plutôt son contre-poids et sa force modératrice. Nous sommes placés au faîte des corps organisés pour y établir, par notre masse, une sorte de pondération et de nivellement par la destruction que nous y exerçons. De même que le règne animal est institué pour exprimer l'excessive abondance du règne végétal par les déprédations qu'il y exerce, les espèces carnivores ont été créées aussi pour retrancher l'excès des espèces qui vivent de végétaux, de peur qu'elles ne parvinssent à affamer la terre : la race humaine est de même formée pour faire régner l'harmonie entre ces différents êtres, en châtiant également les uns et les autres, et en les maintenant dans leurs bornes respectives. Cette fonction est prouvée par la faculté accordée à l'homme de pouvoir régner dans tous les climats, et de se nourrir également de végétaux et d'animaux. Comme le nombre des espèces herbivores, dans les pays méridionaux, ne suffit pas pour retrancher l'abondance des végétaux, la nature a rendu frugivore l'homme de ces contrées. Au contraire, elle l'a fait principalement carnivore dans les zones froides, parce que la proportion des animaux y est trop considérable relativement aux plantes, dont le froid empêche la multiplication et la croissance. Le frugivore n'eût pas pu trouver à se nourrir au nord, et le carnivore au midi eût laissé encombrer la terre de substances végétales, en y détruisant les animaux herbivores pour son propre aliment. Enfin, lorsque la puissance despotique de l'homme devient trop onéreuse aux corps organisés, la nature engendre des maladies épidémiques, qui ne sont jamais plus contagieuses et plus funestes que dans les grandes sociétés humaines; elle fait naître de soudaines catastrophes politiques, dont la commotion est d'autant plus violente, que la population est plus rapprochée et plus nombreuse: elle suscite des discordes; elle établit des guerres qui sont des sortes de cautères ou des saignées, qui diminuent la pléthore, pour parler ainsi, de l'espèce humaine; et, enfin, elle maintient toujours, par quelque moyen, une sorte d'égalité entre les forces vitales de la matière organisée.

Il suit de là que la nature ne considère jamais les individus; qu'elle maintient la perpétuité des espèces par de vigoureux retranchements dans les races qui empiètent sur les autres, et que, loin d'avoir tout ordonné pour le bonheur de l'homme physique, elle le fait servir, même à ses dépens, dans l'équilibre du système des corps organisés, et l'immole et le brise comme un faible roseau lorsqu'elle n'en a plus besoin. Elle a peu favorisé l'homme individuellement, mais elle a tout fait pour l'homme intellectuel et social. Les temps de malheurs pour le genre humain sont des époques d'accroissement et de développement pour les règnes de la nature; notre multiplication et notre prospérité sont une période de dégradation, de ruine ou de dépérissement pour eux; car nous ne nous enrichissons que de déprédations sur la nature, nous n'engendrons qu'aux dépens des êtres vivants que nous détruisons; de sorte qu'il s'établit un balancement perpétuel, une oscillation plus ou moins voisine de l'équilibre, entre nous et les règnes organisés.

Si l'homme n'est qu'un instrument nécessaire dans le système de vie, tout ce qui existe n'est donc pas formé pour son bonheur; et s'il est le plus puissant, le plus parfait de tous les animaux, c'est afin d'être le centre d'action, le mobile commun auquel viennent aboutir toutes les forces particulières. De même que les souverains sont institués pour faire le bonheur des peuples, l'homme a été établi le chef de tous les êtres pour faire leur bien général; et il serait également faux de prétendre que les sujets fussent formés exprès pour le souverain, et que toute la nature ait été créée exclusivement pour l'homme. La mouche qui l'insulte, le ver qui dévore ses entrailles, le vil ciron dont il est la proie, sont-ils nés pour le servir? Les astres, les saisons, les vents obéissent-ils aux volontés de ce roi de la terre, aliment d'un vil vermisseau? Quelle démence de croire que tout est destiné à notre félicité, que c'est l'unique pensée de la nature! Les pestes, les famines, les maladies, les guerres, les passions des hommes, leurs infortunes et leurs douleurs prouvent que nous ne sommes pas plus favorisés au physique que les autres êtres, que la nature s'est montrée équitable envers tous, et que, pour être élevés au premier rang, nous ne sommes pas à l'abri de ses lois; elle n'a fait aucune exception; elle n'a mis aucune distinction entre tous les individus; et les rois, les bergers naissent et meurent comme les fleurs et les animaux. L'homme physique n'est donc pour elle qu'un peu de matière organisée qu'elle change, transforme à son gré; qu'elle fait croître, engendrer, périr tour à tour. Ce n'est pas l'homme qui règne sur la terre, ce sont les lois de la nature, dont il n'est que l'interprète et le dépositaire; il tient d'elle seule l'empire de vie et de mort sur l'animal et la plante; mais il est soumis lui-même à ces lois terribles, irrévocables; il en est le premier esclave; et toute la puissance de la terre, toute la force du genre humain se tait en la présence du Maître éternel des mondes.

Dans son *Histoire des Animaux sans vertèbres*, Lamarck a démontré que l'*homme* tient de la nature des penchants qui se développent plus ou moins chez lui, selon que les circonstances y sont plus ou moins favorables, et que sa raison ou le degré de rectitude de son jugement ne se trouve point capable de les maîtriser, les modifier ou diriger. Ces penchants, qui sont dans son essence, prennent tous leur source dans celui de la *conservation de son être*, et produisent en lui les suivants :

1° Une tendance constante vers le *bien-être*, qui, d'une part, le porte à satisfaire à tous les genres de besoins physiques et moraux, à multiplier ces besoins et les désirs eux-mêmes, et, de l'autre part, l'excite à fuir la souffrance et toutes les sortes d'incommodités, etc.;

2° L'*amour de soi-même* ou l'intérêt personnel, dont l'excès constitue l'égoïsme, et d'où naissent la cupidité, l'avarice, l'envie, l'amour-propre, etc.

DES RACES HUMAINES.

Quoique l'espèce humaine soit unique, il existe cependant assez de différences dans les divers habitants de la terre pour que l'on ait pu distinguer trois races ou variétés bien caractérisées, savoir :

Race blanche ou caucasique.

Fig. 10.

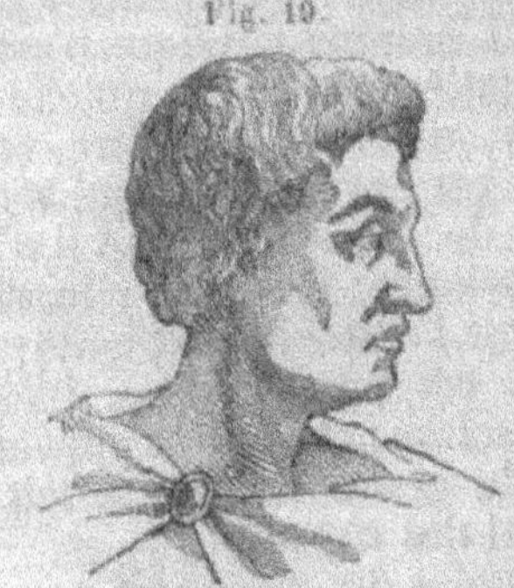

C'est celle qui a porté au plus haut degré les arts et les sciences, et à laquelle appartient toute l'Europe, moins la Laponie, la Finlande, une portion de la Russie, etc. On suppose qu'elle a pour souche commune un ensemble de tribus qui auraient primitivement habité la chaine du Caucase.

Race mongolique.

Fig. 20.

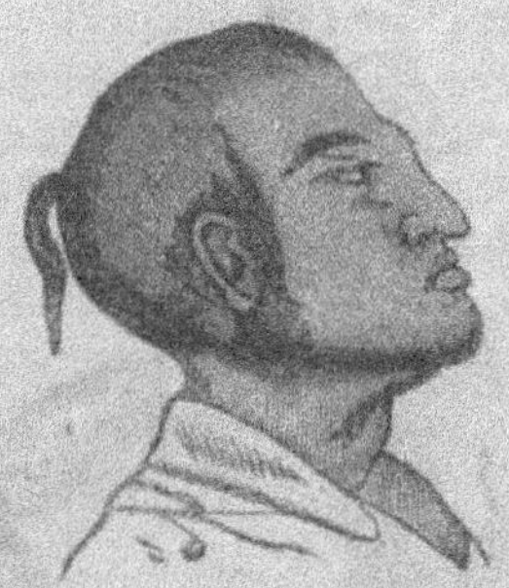

C'est celle dont la civilisation est restée depuis longtemps stationnaire, et qui habite l'Asie septentrionale et orientale, le nord de l'Europe et le nord de l'Amérique. On admet qu'elle dérive de tribus nomades qui, du plateau central de l'Asie, se seraient répandues au Nord, à l'Occident et à l'Orient.

Race éthiopique.

Fig. 21.

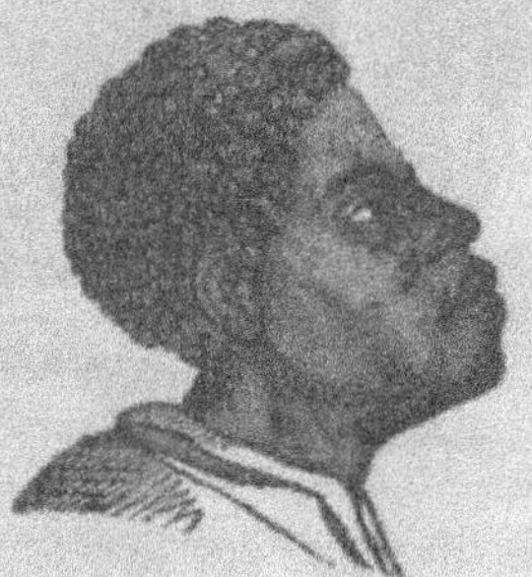

C'est celle qui s'est toujours laissé dominer par les deux autres races; et le type existe, dans toute sa pureté, chez les nègres de la Sénégambie, de la Guinée, du Soudan et du Congo.

Fig. 22. Albinos.

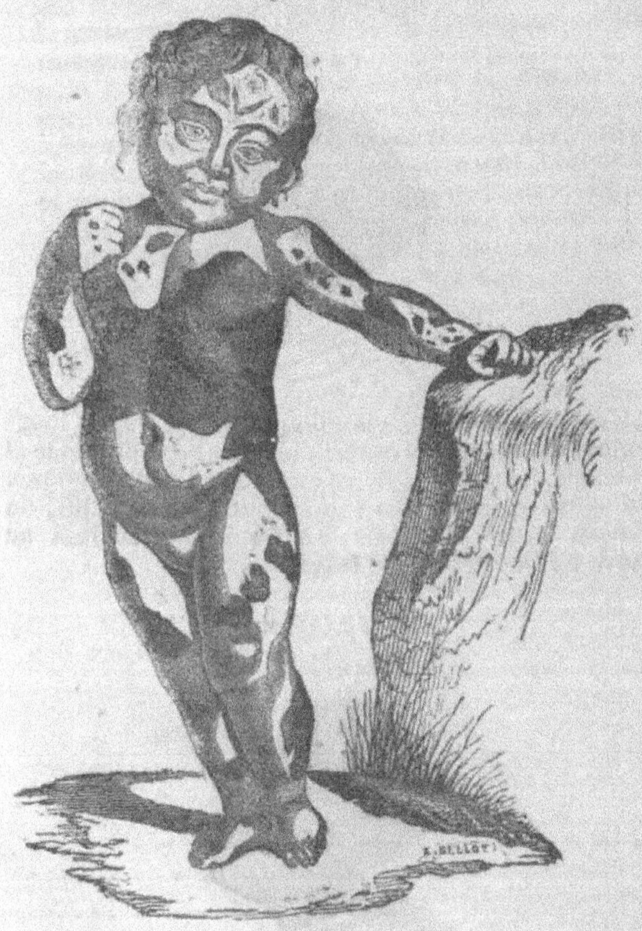

Nous ne terminerons pas cet article sans parler des

Albinos, longtemps considérés comme une race d'hommes. Ce sont des individus atteints d'albinisme, c'est-à-dire de cette affection qui a pour caractère essentiel la *coloration blanche de la peau et des cheveux et l'absence de pigmentum de la choroïde* (membrane de l'œil).

La singularité des *albinos*, dit M. Achille Comte, consiste en ce que ces individus, nés de parents de couleur cuivrée ou noire, au lieu d'avoir la peau fortement colorée, ne présentent sur toute la surface de leur corps qu'une teinte pâle, d'un blanc mat et fade, comparable au lait, au papier, au linge et à la cire blanchie. Leurs cheveux, leurs sourcils, leurs cils et les poils peu abondants qui composent leur barbe, offrent aussi une teinte blanchâtre, soit qu'ils les aient soyeux et fins, soit que, suivant leur race, ils les aient plats ou crépus. Leurs yeux, larmoyants et très-sensibles à la lumière, ont l'iris ordinairement rose ou rouge; leur prunelle est d'un rouge de feu, ce qui fait ressembler les yeux de ces individus à ceux des perdrix ou des lapins blancs. Les *albinos* ne peuvent supporter une lumière constante : l'iris a une transparence trop grande; le pigmentum noirâtre, matière qui enduit une des membranes de l'œil, lui manque; cette membrane laisse passer les rayons lumineux les plus excentriques; ceux-ci, après avoir frappé la rétine, se réfléchissent sur les parois internes du globe oculaire, dont la choroïde est rosée; et, réfléchis à leur tour, sous mille angles variés, ils jettent une confusion inextricable dans la peinture des images au fond de l'œil. Aussi voit-on les albinos préférer l'obscurité au grand jour, et ne s'écarter que rarement des cavernes où ils demeurent; circonstance qui leur a valu le nom d'hommes nocturnes. — La stature des *albinos* est peu élevée; leur constitution est ordinairement grêle; ils vivent dans un état de misère et de malpropreté déplorable, et sont l'objet d'une répugnance et même d'une animosité générales. Leur caractère moral et leurs facultés intellectuelles sont extrêmement faibles; ceux qui habitent parmi les nègres sont en butte à leurs mauvais traitements; et, attrapés par eux, ils sont vendus comme objet de curiosité. On a vu pourtant des albinos doués d'une assez grande intelligence ; tel était l'Allemand Sachs, qui publia un *Essai d'Histoire naturelle* sur sa propre per-

Fig. 23. Nègre blanc.

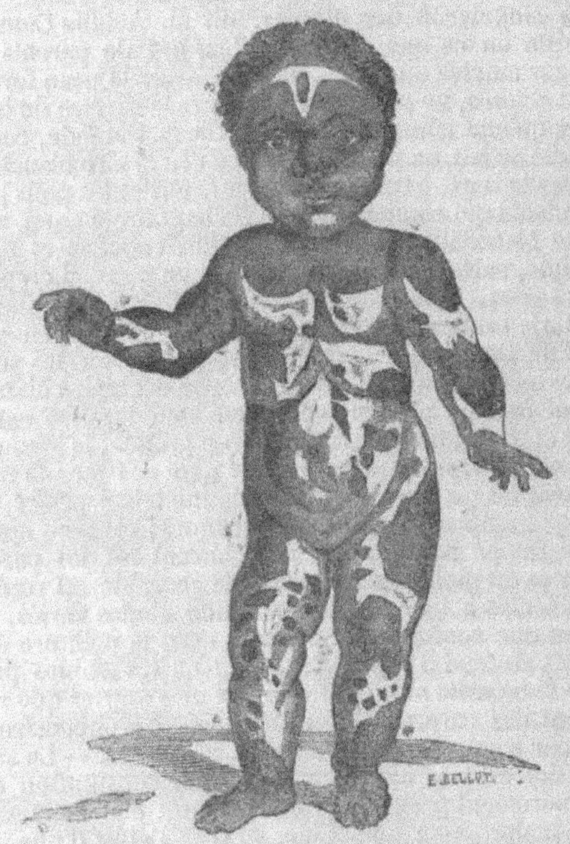

sonne et sur sa sœur, qui était dans le même état que lui.

On donne le nom de *nègres blancs* ou *nègres pies* aux nègres atteints d'albinisme. Ces albinos, tachetés de blanc sur diverses parties de leur corps, ressemblent aux panachures des pétales et des feuilles de certains végétaux cultivés.

FONCTIONS DE REPRODUCTION.

ACCOUCHEMENT.

L'accouchement est cette fonction qui a pour but d'expulser par les parties naturelles de la génération le produit de la conception à terme. A neuf mois, le fœtus est à terme : lorsqu'il vient au monde avant cette époque, l'accouchement est appelé *précoce ;* l'accouchement est *tardif* dans le cas contraire. Lorsque le fœtus est expulsé avant sept mois révolus, il y a *avortement.* — Ne trouvant nulle part le mot *Accouchement* résumé avec autant de clarté et de concision que dans l'*Anthropologie* de M. le docteur Bossu, médecin de l'hospice Marie-Thérèse, nous nous faisons un plaisir de le reproduire ici textuellement :

Accouchement naturel à terme. — L'accouchement comprend une série de phénomènes que nous diviserons, en suivant l'ordre de succession, en : 1° signes précurseurs; 2° dilatation du col de la matrice ; 3° expulsion du fœtus ; 4° délivrance ; 5° effets consécutifs.

Phénomènes précurseurs de l'accouchement. — Lorsque, pendant et par l'effet de la grossesse, le corps de la matrice s'est prêté à tout le développement qu'il peut fournir, il fait participer à sa dilatation le col lui-même, qui finit par disparaître et s'effacer complétement. Le corps et le col, c'est-à-dire l'utérus étant arrivé au degré de sa plus grande distension, vers la fin du neuvième mois, ses fibres, tiraillées et irritées de plus en plus, réagissent contre la cause irritante, contre le corps étranger, qui est le fœtus, et se contractent pour s'en débarrasser. Alors commencent à se faire sentir des douleurs, de petites coliques qui sont l'effet de ces tiraillements et contractions de la matrice. Quelquefois cependant, du malaise, une grande fatigue, des douleurs parfois très-fortes se manifestent longtemps avant le terme de la grossesse, et font croire à un travail prochain, sinon déjà commencé. Ces phénomènes, qui inquiètent et font appeler l'accoucheur quelquefois très longtemps avant l'époque fixée par la nature, s'expliquent : 1° par la compression des parties voisines, encore inaccoutumées à la présence d'un corps aussi volumineux que la matrice gravide ; 2° par la distension forcée des fibres de cet organe, lui-même peu habitué à cet état passager ; 3° par le ramollissement des cartilages et ligaments qui unissent les os du bassin, et font que les articulations manquent de solidité et que les mouvements sont difficiles, incertains. Il arrive souvent qu'après avoir souffert jusque-là, la femme, quelques jours avant l'accouchement, ressent un soulagement qui n'est pas ordinaire ; elle éprouvait de l'oppression, des palpitations, ne pouvait rien digérer à cause de la pression exercée de bas en haut par la matrice, mais cet organe s'abaissant tout à coup, le ventre tombant, comme on dit vulgairement, et faisant cesser ces incommodités, l'attention est distraite du terme, qui est arrivé alors qu'on le croit encore très-éloigné. Mais, par contre, si les organes supérieurs sont dégagés, les inférieurs sont plus incommodés encore. En effet, la constipation, la dysurie, l'œdème des membres inférieurs, les varices, les crampes, etc., deviennent plus prononcés. Nous l'avons déjà dit, il est des femmes assez heureuses pour ne rien éprouver de toutes ces indispositions, et même pour se porter mieux qu'avant leur grossesse : heureuses, parce que c'est autant de souffrance d'évité, mais non parce qu'elles doivent moins souffrir pendant l'accouchement, dont la longueur et la difficulté n'ont aucun rapport avec l'état qu'a présenté la grossesse.

Dilatation du col. — Lorsque le moment fixé par la nature pour l'expulsion du fœtus est arrivé, les parois de la matrice se contractent sur le produit de la conception, comme il a été dit. Ces contractions sont accompagnées de *douleurs* qui sont celles de l'enfantement. Nous venons de voir que des douleurs plus ou moins sourdes ou aiguës, continues ou intermittentes, peuvent se faire sentir longtemps avant le commencement du travail : ces *fausses douleurs* sont irrégulières, mal définies et dépendent de plusieurs sortes de causes, telles que le tiraillement des fibres de la matrice, la compres-

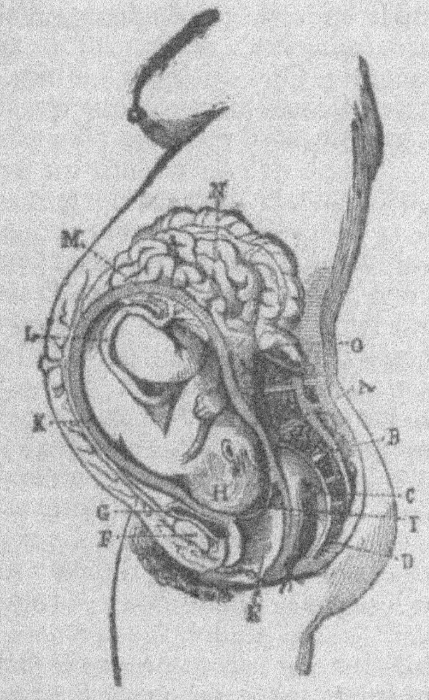

Fig. 24. — État des organes au moment où le col est à peu près entièrement dilaté ; la poche des eaux fait saillie dans le vagin, et la tête s'engage.

A et B, vertèbres lombaires et sacrum. C, rectum, dont une portion de paroi est enlevée, ce qui laisse voir l'intérieur. D, coccyx. E, intérieur du vagin. F, symphise du pubis. G, vessie. H, tête du fœtus en première position. I, poche des eaux. K, paroi de la matrice. L, cordon ombilical. M, placenta. N, intestin grêle. O, gros intestin.

sion des nerfs, la disjonction des articulations du bassin, etc. Mais les véritables douleurs, celles qui appartiennent essentiellement à l'accouchement, ont quelque chose de régulier dans leur marche ; elles disparaissent et reviennent à des intervalles à peu près égaux, si bien que les femmes qui ont eu déjà des enfants ne les confondent pas avec les autres. Elles se font sentir principalement dans le bas-ventre, souvent aussi dans les lombes. Dans ce dernier cas, elles constituent les *douleurs de reins*, lesquelles sont très-fatigantes et peu favorables aux progrès du travail.

A. Quoi qu'il en soit, les douleurs, d'abord très-légères et rares (mouches), deviennent de plus en plus fortes et fréquentes. Chez quelques femmes, elles s'accompagnent de frissonnements, et quelquefois de nausées et de vomissements; mais ces phénomènes n'ont d'autre inconvénient que de ralentir un peu la marche de l'accouchement. Pressant de toutes parts sur le produit de la conception, les contractions utérines obligent le col, comme partie qui résiste le moins puisqu'elle offre une ouverture, à se dilater. Cette dilatation est en général lente à se faire, et l'on comprend qu'il en soit ainsi quand il s'agit d'amener une légère fente aux proportions d'une tête d'enfant. Elle est favorisée d'ailleurs par les membranes de l'œuf (chorion et amnios), qui, remplies de liquide, s'engagent en cône ou en forme de coin dans l'ouverture et proéminent dans le vagin. C'est à cette saillie des membranes qu'on donne le nom de *poche des eaux* (voy. fig. 2), poche qui ne se forme pas constamment, qui même manque nécessairement lorsque les membranes se rompent dès le début du travail, ce qui produit l'écoulement prématuré du bain et fait dire que l'*accouchement se fait à sec*.

B. On peut suivre très-exactement les progrès de la dilatation du col en portant le doigt dans le vagin. Le toucher a encore cet avantage, qu'il fait reconnaître la partie du fœtus qui se présente. Celle-ci est, 98 fois sur 100, au moins, la tête; la forme sphérique de cette partie, sa dureté, la résistance de ses parois, enfin ses sutures et fontanelles ne permettent pas de la méconnaître, à moins que le manque de dilatation suffisante du col ou que le volume et la résistance de la poche des eaux ne gênent l'exploration.

C. Tant que la tête n'a pas franchi le col de la matrice et n'est pas descendue dans le petit bassin, les douleurs ne font que disposer les parties pour le passage de l'enfant, et sont, à cause de cela, appelées douleurs *préparantes*. Mais, une fois le col franchi, le travail prend une activité nouvelle; les contractions deviennent excessives et toutes puissantes pour expulser le fœtus : aussi nomme-t-on *expultrices*, *conquassantes*, les douleurs qui les accompagnent. Quoique bien plus fortes, ces dernières sont moins pénibles, causent moins d'anxiété que les premières, parce qu'elles sont plus franches, plus nettement dessinées, et qu'elles convertissent en besoin les efforts que fait involontairement la femme.

Expulsion du fœtus. — Pendant les douleurs, c'est-à-dire pendant les contractions de la matrice et par leur effet, la tête du fœtus s'applique sur le pourtour du col dilaté; elle le franchit lorsque la dilatation est assez considérable. Mais auparavant, la poche des eaux se rompt d'ordinaire sous les efforts d'expulsion, et le liquide amniotique coule en plus ou moins grande abondance. Lorsque cette rupture s'opère avant ou dès le commencement du travail, l'accouchement *se fait à sec*, comme l'on dit, et, dans ce cas, il présente plus de difficulté pour la mère, et plus de danger pour l'enfant, qui se trouve effectivement pressé d'une manière directe par l'utérus, au lieu de l'être au milieu des eaux. Cependant cette sorte d'accouchement se termine généralement bien. En désemplissant la cavité utérine, l'écoulement des eaux fait cesser la douleur pendant un certain temps, jusqu'à ce que l'utérus ait opéré son mouvement de retrait, ce qui demande 10, 20 ou 30 minutes. Mais bientôt, s'appliquant immédiatement sur le fœtus, les parois de l'utérus redoublent d'énergie, et, dès lors, commencent les grandes douleurs ou douleurs expultrices, qui, après un temps très-variable, font franchir à la tête le détroit inférieur.

A. Les puissances expultrices sont dues, d'abord à la matrice, dont les contractions involontaires sont soumises à l'innervation ganglionnaire; puis au diaphragme et aux muscles de l'abdomen, qui, obéissant à la volonté au commencement du travail, finissent aussi par agir instinctivement lors des grandes douleurs. — L'enfant ne s'aide pas dans l'accouchement, comme le croit le vulgaire ; il reste passif, et, ce qui le prouve, c'est que lorsqu'il meurt dans le sein de sa mère, son expulsion n'en est ni plus ni moins difficile. D'ailleurs, quand on considère les efforts prodigieux des fibres réunies de la matrice et des muscles abdominaux, efforts tels que ceux de l'accoucheur exerçant des tractions sur le forceps, dans le cas où l'application de cet instrument est nécessaire, ne peuvent leur être comparés, on se demande s'il est raisonnable de compter pour quelque chose les faibles mouvements d'un enfant qui n'a pas encore respiré, et qui, pelotonné, replié sur lui-même, peut à peine se mouvoir?

B. Le fœtus doit donc être considéré comme un corps inerte dans le mécanisme de l'accouchement. Pour arriver au dehors, il est soumis à un mouvement assez compliqué, c'est-à-dire qu'il suit la résultante courbée de deux forces, dont l'une représente l'action des fibres de la matrice et des muscles du ventre, l'autre la résistance des parois du bassin et de son canal brisé. Ces mouvements, dont l'étude difficile ne peut être exposée ici, varient suivant la partie du fœtus (tête, pieds, genoux ou siége) qui se présente la première, et la direction (à droite, à gauche, en avant et en arrière) qu'elle affecte. — Tel est l'accouchement naturel. (Fig. 25.)

C. La durée du travail est extrêmement variable suivant l'activité des douleurs, la résistance des parties, les diamètres du bassin, les dimensions de la tête et certaines forces vitales à apprécier.

D. Plusieurs accidents peuvent se déclarer pendant l'accouchement : ce sont d'abord l'hémorragie et les convulsions, qui compromettent la vie du fœtus et de la mère; ensuite, la compression du cordon, la longueur du travail, l'étranglement de l'enfant par une anse du cordon, etc., qui mettent plus spécialement ce dernier en danger.

E. Plusieurs indications à remplir peuvent se présenter; les principales sont : 1° l'administration du seigle ergoté, lorsqu'il s'agit d'activer les douleurs qui se ralentissent au moment où la dilatation du col est complète; 2° la perforation de la poche des eaux, pour désemplir la matrice et lui donner plus de vigueur en facilitant son retrait ; 3° l'emploi du bain, qui est un merveilleux moyen, soit pour calmer les fausses douleurs, soit pour activer et rendre plus efficaces celles du travail commencé ; 4° la saignée, qui, chez la femme pléthorique et dont la fibre est sèche et contractée,

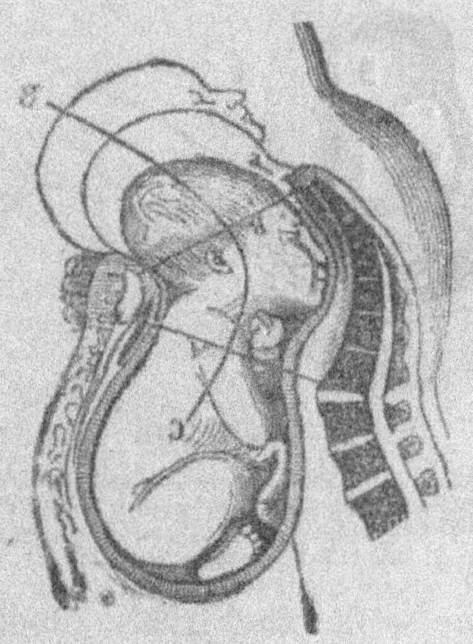

Fig. 25. — La tête est engagée dans le détroit inférieur et prête à le franchir. Pressée de toutes parts, elle s'allonge un peu en cône pour faciliter son passage ; et lorsqu'elle est au dehors, elle remonte vers le pubis, comme l'indiquent les traits expliquant les positions successives.

A, ligne mesurant le diamètre du détroit supérieur ou sacro-pubien. B, détroit inférieur. DD, ligne courbe indiquant la direction de la résultante des forces qui agissent sur le fœtus.

assouplit, détend les forces organiques et les rend plus aptes à remplir le but de la nature ; 5° l'application du forceps, lorsque le périnée offre une grande résistance ou que les forces de la femme s'épuisent, pourvu que la tête ait franchi le col ; 6° la version de l'enfant, lorsque sa position est telle, qu'il est impossible qu'il soit expulsé si l'on ne va chercher les pieds pour les amener au dehors les premiers. Mais si nous voulions examiner ces divers points, nous dépasserions de beaucoup les limites de cet article ; nous avons voulu seulement exposer les conditions physiologiques qui président au mécanisme du travail naturel, renvoyant aux ouvrages spéciaux les personnes qui désirent acquérir des connaissances plus approfondies sur un art que nous ne faisons qu'effleurer.

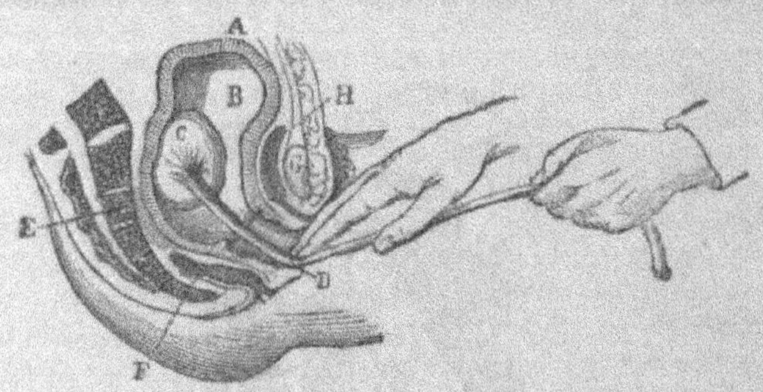

DÉLIVRANCE.

Fig. 26.—A, matrice. B, intérieur de la matrice. C, délivre ou placenta. D, cordon : point où les doigts de la main droite de l'accoucheur forment une sorte de poulie de renvoi, tandis que la main gauche exerce des tractions. E, sacrum. F, rectum. G, pubis. H, vessie.

Délivrance. — Le fœtus expulsé, tout n'est pas fini : il reste dans l'utérus, qui doit les chasser, le placenta ou *délivre* et les membranes rompues y attenantes, c'est-à-dire les débris de l'œuf. Dix, quinze ou vingt minutes au plus après la naissance de l'enfant, dans les cas ordinaires (et n'oublions pas que nous ne nous occupons que de ceux-là), de nouvelles contractions utérines se manifestent, mais bien faibles en comparaison des précédentes. Elles sont provoquées par la présence du délivre, qui fait actuellement l'effet d'un corps étranger.

A. Après la sortie de l'enfant, la matrice revient peu à peu sur elle-même, et, par ce mouvement de retrait, arrête le sang en fermant les bouches béantes des vaisseaux. S'appliquant bientôt sur le délivre, qui lui résiste d'abord, elle s'irrite de sa présence, redouble d'énergie dans ses contractions et achève son décollement. Alors cette masse charnue roule sur elle-même, se pelotonne et tombe sur le col ; celui-ci s'entr'ouvre de nouveau, et la laisse échapper avec une quantité plus ou moins considérable de sang liquide ou coagulé, provenant des vaisseaux utéro-placentaires rompus avant, pendant et après le travail de l'accouchement.

B. La *délivrance* peut s'opérer par les seuls efforts de la nature, mais il convient de l'aider, en exerçant doucement, à l'aide du cordon ombilical qui pend au dehors, des tractions auxquelles on imprime des mouvements en avant, en arrière et sur les côtés. (Fig. 26.)

Phénomènes consécutifs de l'accouchement. — A l'agitation produite par le travail douloureux de l'accouchement succède une espèce d'accablement, semblable à celui qu'on éprouve à la suite d'un violent exercice. Assez souvent un frisson s'empare de la femme qu'on vient de délivrer, mais il n'a rien d'inquiétant ; il se dissipe bientôt pour faire place au calme et au sommeil. Ce sommeil toutefois peut être perfide ; il peut favoriser une hémorragie interne, ou être provoqué par cette hémorragie déjà commencée ; par conséquent, sans en priver l'accouchée, il est bon de la surveiller et de s'assurer, pendant qu'elle dort, de l'état de son pouls et de sa matrice. Si le pouls est régulier, modérément fréquent et assez développé, c'est bien ; si la matrice se présente sous forme d'une tumeur sphérique, dure, sensible au palper, au-dessus du pubis, et si elle tend à diminuer de volume, il n'y a rien à craindre, car les vaisseaux ne peuvent rester béants lorsque les tissus qui les renferment se rétractent, se rapetissent. Cependant l'utérus ne peut revenir à son état ordinaire qu'en exhalant des liquides rouges ou blancs en se dégorgeant. Aussi pendant les deux ou trois premiers jours qui suivent la délivrance, un écoulement sanguin se manifeste par la vulve. Il constitue les *lochies* ou *vidanges*, qui s'accompagnent souvent de *coliques* ou *tranchées*, lesquelles sont en général d'autant plus fortes et constantes que la femme a fait plus d'enfants. Au sang lochial se mêle bientôt un liquide blanc, et, au bout de quelques jours, l'écoulement est constitué par un fluide séro-purulent, appelé *suite de couches*, qui diminue peu à peu de quantité et cesse complétement après trois semaines. Alors la matrice a repris à peu près son volume et sa consistance ordinaires.

Soins que réclame la femme pendant l'accouchement. — Pendant l'accouchement, la femme exige des soins et une surveillance qu'elle ne peut attendre que du médecin ou de la sage-femme. Il est bon cependant que nous en donnions un aperçu. — Le travail de l'enfantement étant commencé, on doit éloigner toutes les personnes dont la présence pourrait contrarier la patiente ou lui imposer quelque crainte. On prépare ensuite le lit sur lequel l'accouchement doit se faire, vulgairement appelé *lit de misère*. C'est ordinairement un simple lit de sangle couvert d'un matelas et d'alèzes, et fait de telle manière que le siége de la femme soit soutenu au moyen d'oreillers durs ou d'une planchette passée sous le matelas. On prépare aussi d'avance tout ce qui sera nécessaire à l'enfant, tel que ciseaux, fil, pour couper et lier le cordon ; eau tiède, cuvette, savon, éponge, pour nettoyer le nouveau-né ; serviette sèches pour l'essuyer, trousseau pour l'habiller, etc. La femme a soin de prendre un ou deux lavements, afin de débarrasser le rectum des matières qu'il contient et de fournir un passage plus libre à la tête du fœtus ; cette précaution est encore importante en ce que, par son oubli, la sortie des fèces se faisant souvent involontairement dans les efforts d'expulsion, la patiente en est vivement contrariée.

A. Au début du travail, la femme doit, autant qu'elle le peut, se promener dans la chambre : cela active les douleurs. Lorsque la tête du fœtus est prête à franchir le col ou est descendue dans le petit bassin, ce dont elle est avertie par l'anxiété, la souffrance, les douleurs qui deviennent plus fortes, et par l'accoucheur ou la sage-femme qui la *touche*, elle doit se mettre sur le *lit de misère ;* car à ce moment vont commencer les douleurs expultrices. Se couchant donc sur le dos, le tronc étant un peu élevé, le siége soutenu sur un coussin un peu ferme, les cuisses écartées, les jambes fléchies, et les pieds appuyés contre un corps résistant, elle pousse en faisant coïncider ses efforts volontaires avec les contractions involontaires de la matrice. Si elle est tourmentée par des douleurs de reins, on essaye de la soulager en passant sous les lombes une serviette pliée en double, dont les deux extrémités sont soulevées, pendant la douleur, par deux personnes placées aux côtés du lit; si elle a des crampes, on frictionne les parties qui en sont le siége, etc., et enfin on lui adresse des paroles d'encouragement.

B. La femme ne commence résolûment ses efforts et ne pousse activement qu'à partir du moment où le col de la matrice dilaté s'est effacé, où la poche des eaux s'est rompue, et où la tête est arrivée dans le petit bassin. Il faut bien le dire, à ce moment aussi elle est entraînée, comme malgré elle, à contracter ses muscles abdominaux, à faire des efforts d'expulsion, et les douleurs, quoique extrêmement fortes, lui semblent moins redoutables, soit parce qu'elles sont véritablement moins anxieuses, moins cruelles, soit parce que la malade a le sentiment intime qu'elles sont les dernières. Il est des femmes qui poussent des cris aigus, d'autres qui se plaignent à peine; celles qui crient ne sont pas celles qui poussent le plus; mais, encore une fois, cela est indépendant de leur volonté. La personne qui assiste, accoucheur ou sage-femme, doit, dans les derniers moments, soutenir le périnée en appuyant, d'une manière égale, la face palmaire de la main droite, de façon à comprimer davantage du côté de l'anus pour diriger en avant la tête du fœtus. Cette précaution est très-importante pour prévenir la déchirure de la fourchette et même de la cloison périnéale tout entière, qui s'opère souvent dans les premiers accouchements, surtout dans ceux qui se font rapidement.

C. Enfin la tête ayant franchi le détroit inférieur ou passage externe, on achève de la dégager en la relevant vers le pubis, mouvement qu'elle exécute aussi d'elle-même. Il faut s'assurer de suite si le cordon ombilical ne fait pas des circulaires autour du cou du fœtus; quand cela a lieu, on exerce quelques tractions sur son extrémité placentaire, afin d'éviter les accidents de strangulation qu'il cause, et si l'on ne réussit pas, on le coupe avec des ciseaux. Cette section faisant cesser toute communication entre la mère et l'enfant, celui-ci doit être extrait ensuite le plus tôt possible, ce à quoi l'on parvient en combinant quelques tractions exercées à l'aide de l'indicateur, passé en manière de crochet sous l'aisselle, avec les efforts d'expulsion de la mère, qui continuent ou ne tardent pas à recommencer.

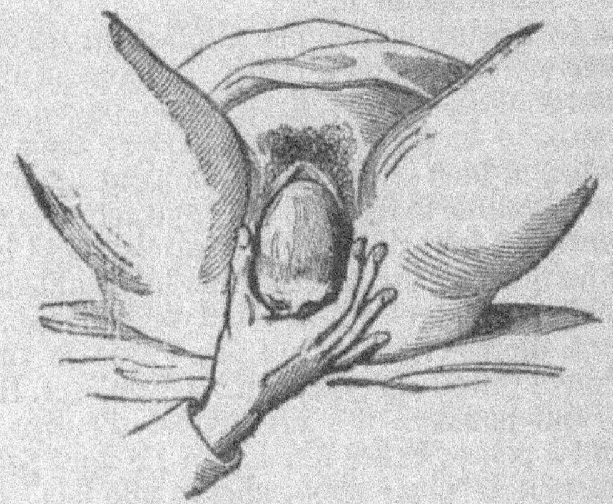

DERNIER TEMPS DE L'ACCOUCHEMENT.

Fig. 27. — La tête franchit le détroit inférieur ou passage externe pendant que l'accoucheur soutient le périnée et écarte en même temps les grandes lèvres avec sa main droite.

Soins à donner à la femme après l'accouchement. — L'accouchement et la délivrance étant terminés, on nettoie les parties génitales de la femme avec de l'eau tiède, quelque décoction émolliente, ou avec du lait mêlé à une décoction de cerfeuil. Le vin tiède est inutile et souvent contraire. Après qu'on l'a débarrassée de ses vêtements tout souillés de sang, on la porte dans son lit, situé, autant que possible, dans une chambre vaste, bien aérée, propre et exempte d'odeur bonne ou mauvaise. On lui attache une serviette autour du ventre et du bassin pour contenir ces parties et favoriser le retrait des parois de l'abdomen. Le silence et le repos complets sont observés. On prescrit l'usage d'une tisane délayante (infusion de mauve, de violette, eau de gomme ou de chiendent) ; le tilleul est souvent conseillé, surtout dans les cas où se manifestent des coliques utérines. Ces coliques ou *tranchées* sont quelquefois assez intenses pour exiger des soins particuliers, qui consistent en application de serviettes chaudes, ou de cataplasmes, en frictions laudanisées, demi-lavements avec 8, 10 ou 15 gouttes de laudanum. Quant au régime, il sera doux et léger : deux ou trois potages suffisent pendant les premiers jours. Au moment de la fièvre de lait, diète complète ; mais après, l'alimentation peut être augmentée progressivement, en commençant par les œufs, le poisson, le poulet, etc. L'accouchée restera dans le même linge et le même lit jusqu'après la fièvre de lait. A partir de ce moment, elle pourra en changer tous les jours. Il est important qu'elle ne se lève pas avant dix ou quinze jours, et encore, la première fois, ne sera-ce que pour rester une heure ou deux assise dans un fauteuil.

A. Les femmes qui ne nourrissent pas leur enfant désirent qu'on leur donne une tisane propre à faire passer leur lait. Cette précaution est le plus souvent inutile ; mais le préjugé est tellement enraciné et puissant à cet égard, que le médecin cède pour se mettre à l'abri de reproches injustes qui pourraient lui être adressés s'il arrivait quelque accident plus tard. Il accorde d'autant plus volontiers l'infusion de canne de Provence, dont la réputation est immense dans le peuple, qu'elle est à peu près inerte. Il est aussi des femmes qui veulent absolument être purgées, afin de se mettre à l'abri des prétendues maladies laiteuses. Leur terreur est vaine : les purgatifs, en pareil cas, sont loin d'être toujours indiqués ; nous les conjurons de s'en rapporter toujours au conseil de leur médecin. Elles sont exposées, pendant l'état de couches, à une constipation opiniâtre : des lavements, un doux laxatif, sont alors très-avantageux.

B. Il faut que la femme qui n'allaite pas évite tout ce qui peut augmenter la sécrétion du lait : ainsi, au lieu d'une nourriture abondante, diète ou alimentation légère, boissons peu copieuses. Les seins doivent être tenus chaudement ; quand ils se gonflent trop et deviennent douloureux, on doit essayer de faire couler le lait par les mamelons à l'aide d'applications émollientes chaudes, ou de la succion. Mais si, ce qui est le plus ordinaire, le lait abandonne peu à peu les mamelles, il faut tout confier à la nature.

Soins à donner au nouveau-né. — Aussitôt que l'enfant est né, l'accoucheur le place sur le côté de manière qu'il puisse respirer et n'être pas suffoqué par les liquides qui s'échappent des organes de la mère. Il faut prendre garde de ne pas tirailler le cordon. Ce cordon doit être coupé avec des ciseaux à six ou huit centimètres de l'ombilic. Si l'enfant respire amplement, s'il est bien portant, on en fait la ligature immédiatement ; dans le cas contraire, surtout s'il y a congestion au cerveau, on laisse couler auparavant une petite quantité de sang qui produit l'effet d'une saignée. La ligature se fait avec quelques brins de fil ; elle doit être assez forte pour oblitérer les deux veines et l'artère ombilicales. Elle serait pour ainsi dire inutile dès que l'enfant vigoureux et bien portant crie fort, parce qu'alors la respiration, s'établissant régulièrement, fait cesser la circulation dans ces vaisseaux ; cependant il ne faut jamais la négliger.

A. En naissant, l'enfant est couvert d'une substance blanche, visqueuse, dont il faut le débarrasser. Ce qu'il y a de mieux à faire pour cela, c'est de détremper cette substance avec un corps gras, de l'huile ou du beurre, par exemple, puis de l'enlever à l'eau légèrement savonneuse. On essuie avec des linges secs, et l'on procède à l'emmaillottement. Nous avons dit que ce genre d'habillement ne doit être aucunement serré. Il est une précaution à prendre auparavant : elle consiste à envelopper le cordon d'une petite compresse carrée, à le placer sur le côte gauche de l'abdomen (car du côté droit il pourrait comprimer le foie), et à l'y maintenir au moyen d'un petit bandage de corps. Au bout de cinq ou six jours, il se flétrit et tombe, se détachant, non pas à l'endroit de la ligature, mais là où il se continue avec la peau du fœtus. Presque toujours tout pansement devient inutile alors. Cependant il est des enfants dont l'ombilic s'enflamme, s'ulcère, ou devient le siége d'une petite excroissance fongueuse; dans le premier cas, des topiques émollients, des bains; d'autres fois au contraire des lotions toniques au vin tiède sont indiquées. Ces mêmes précautions conviennent aussi en cas d'ulcération. Quant à la végétation fongueuse, on la réprime au moyen du nitrate d'argent et de la compression. Ces accidents n'ont rien de grave. L'ombilic peut encore être le siége d'une hémorragie abondante après la chute du cordon : elle réclame la compression.

B. Il importerait de faire prendre de bonne heure à l'enfant des habitudes réglées pour l'exercice, l'allaitement et le coucher, sans le câliner ni le bercer. Il faudrait surtout que la mère l'accoutumât à ne recevoir le sein qu'aux mêmes heures, surtout la nuit, afin de ne pas être privée du sommeil nécessaire à sa santé, et, par conséquent, à la bonne qualité de son lait.

C. Les enfants nouveau-nés doivent être tenus proprement : on nettoie chaque jour le visage et les mains à l'eau froide, le corps à l'eau tiède. Après les avoir bien essuyées, on saupoudrera les parties sexuelles avec du lycopode.

DES ABEILLES.

On donne le nom d'abeilles à un genre d'insectes hyménoptères, de la famille des mellifères, section des apiaires. Presque tous ces insectes sont armés d'un aiguillon caché, mobile, très-acéré, terminé par de petites dents en forme de scie, visibles au microscope ; cet aiguillon est creusé d'une rainure qui facilite l'écoulement d'une substance âcre, acide, renfermée dans une poche située à la base de l'aiguillon et à la partie inférieure de l'abdomen de l'insecte. Lorsque l'abeille pique, la poche est pressée par les muscles qui servent d'attache au dard ; alors le venin s'écoule par le canal de l'aiguillon jusque dans la plaie produite par cette arme.

On distingue dans les abeilles trois sortes d'individus : des *mâles*, des *femelles*, et des *neutres*, ou *ouvrières* ; ces dernières ne sont, du reste, que des femelles dont les organes reproducteurs sont demeurés à l'état rudi-

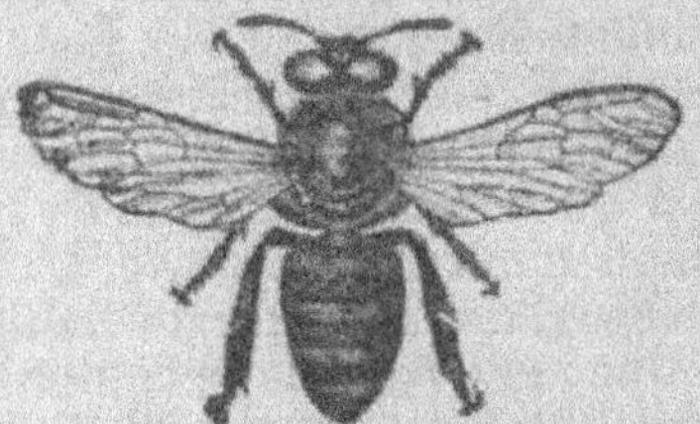

Fig. 28. — Abeille mâle.

mentaire ; elles sont donc impropres à la reproduction, et ont pour mission spéciale de donner des soins à la postérité des reines ou femelles fécondes. Les abeilles *mâles* (fig. 28), que l'on nomme aussi *bourdons*, ou improprement *frelons*, sont plus grosses et un peu plus

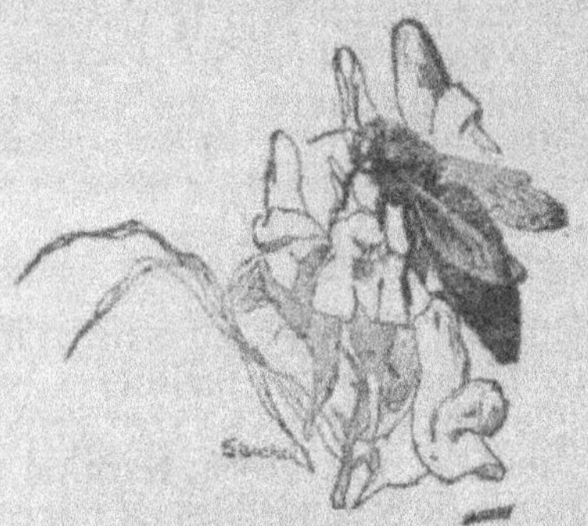

Fig. 29. — Abeille reine.

velues que les travailleuses ; leurs yeux, très-gros, qui font presque le tour de la tête, les font remarquer et reconnaître au premier aspect. Les *femelles* ou *reines* (fig. 29) sont plus grosses que les mâles ; leur abdomen est beaucoup plus allongé, surtout lorsqu'elles commencent à pondre. Les *travailleuses*, *neutres* ou *mulets* (fig. 30), qui ne sont réellement ni mâles ni femelles, sont les plus petites.

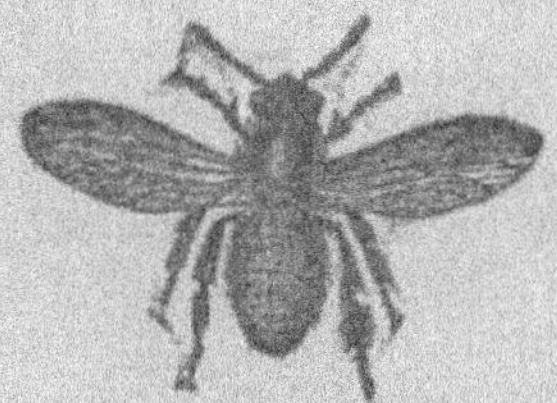

Fig. 30. — Abeille neutre.

Les abeilles vivent en société dans des *ruches*, sous un gouvernement qui présente l'image d'une monarchie : ces réunions, dites *essaims*, se composent des trois sortes d'individus dont nous avons parlé. Les abeilles ouvrières récoltent dans le calice des fleurs les matériaux dont elles forment la cire et le miel, construisent avec la cire les cellules (*alvéoles*) destinées à recevoir le miel et à loger les œufs, tandis que d'autres ouvrières nourrissent le *couvain* ou larves issues de ces œufs (fig. 31). Les mâles, au nombre d'un millier par essaim, sont destinés à féconder la *reine*, et meurent ensuite ou sont tués par les abeilles travailleuses.

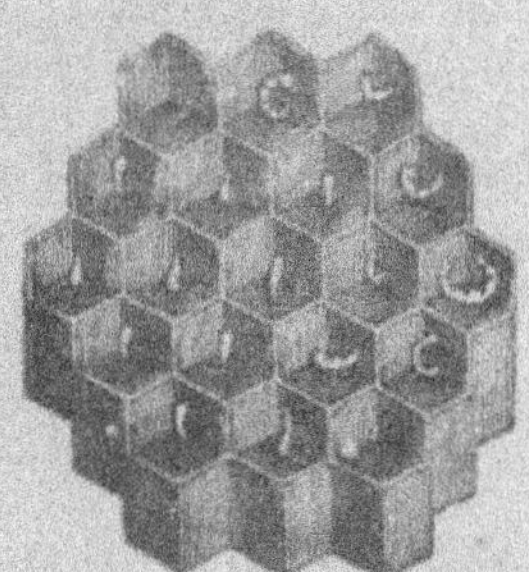

Fig. 31. — Cellules contenant le couvain.

« Après les époques d'éclosions, le nombre des individus devient tellement considérable qu'ils ne peuvent plus habiter tous la même ruche; et cela est facile à concevoir puisqu'une seule reine peut pondre 30,000 œufs et davantage. C'est alors qu'ont lieu les émigrations ; mais elles ne peuvent s'effectuer que lorsqu'une nouvelle reine remplacera celle qui va partir en tête de la colonie, et le départ est toujours retardé jusqu'à ce moment. A peine la nouvelle reine a-t-elle vu le jour, qu'un grand nombre d'abeilles quittent la ruche, ayant à leur tête la vieille reine. On donne le nom d'*essaims* à ces colonies errantes. Bientôt les abeilles s'arrêtent dans un endroit quelconque, le plus souvent sur une branche d'arbre, et forment une espèce de grappe en s'accrochant les unes aux autres. C'est le moment que doit choisir le cultivateur pour s'emparer de l'essaim et le placer dans la ruche. Le nombre de femelles n'est pas toujours proportionné à celui des colonies, il se trouve quelquefois deux et même trois reines dans le même essaim ; mais alors il y a entre ces rivales un combat à outrance dont les ouvrières demeurent toujours simples spectatrices, et qui finit par la mort de l'une des combattantes ; celle qui parvient à se placer au-dessus de l'autre lui perce l'abdomen avec son aiguillon ! »

Parmi les nombreuses espèces d'abeilles que l'on connaît, les unes vivent en société, les autres sont solitaires. Parmi les abeilles qui vivent réunies, on appelle *villageoises* celles qui ne sont pas sous la dépendance de l'homme, et *domestiques* celles qu'on élève pour en recueillir le miel et la cire.

La piqûre des abeilles est quelquefois fort grave. — Voyez *Piqûre* dans le Dictionnaire.

DES ACARUS.

C'est un genre d'animalcules de la tribu des acarides, qui ont pour caractères principaux une bouche conformée en suçoir et des trachées pour la respiration.

Les principales espèces de ce genre sont :

1° L'*Acarus de la farine et du fromage* (fig. 32 et 33).

qui fut pris pendant dix-huit ans pour l'acarus de la gale de l'homme.

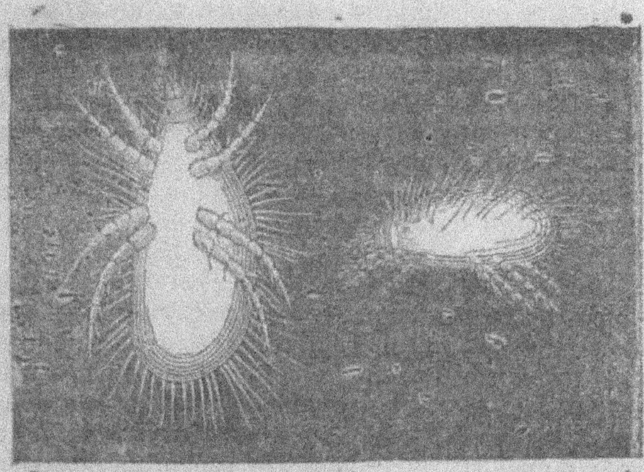

Fig. 32 et 33.

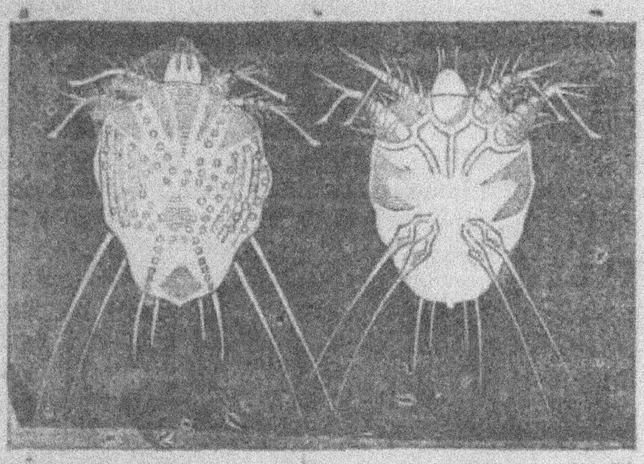

Fig. 34 et 35.

2° L'*Acarus scabiei*, dont la présence sous l'épiderme occasionne l'incommode affection appelée *gale*.

La forme de cet acarus (fig. 34 et 35) est presque circulaire ; ses pattes, au nombre de huit, ont une couleur rouge foncée, et sont garnies de poils ; les quatre pattes antérieures sont rangées de chaque côté de la tête ; les quatre postérieures sont beaucoup plus courtes et cachées sous le ventre ; elles sont toutes formées de quatre pièces articulées et mues par plusieurs muscles. Les pattes antérieures présentent, en outre, à leur extrémité, un appareil particulier, que Raspail a appelé *ambulacrum ;* c'est une petite tige mince et fragile que surmonte une espèce de ventouse en forme de cône, et sur lequel l'insecte s'appuie en marchant. Sa tête est également rouge ; à sa partie supérieure elle présente quatre tubercules terminés par des poils assez longs. Elle est formée essentiellement de deux corps bombés, appelés *mâchoires ;* celles-ci, comme des espèces d'*élytres*, ou d'étui, embrassent entre elles deux mandibules qui servent à diviser la nourriture de l'insecte. L'existence de cet acarus, généralement connu au seizième siècle, d'après les observations de Scalliger et d'Ingrassius, décrit plus tard par Morgagni, faillit être compromise par Galès, qui, dans un travail publié en 1812, l'avait confondu avec la mite du fromage. Raspail démontra pleinement la fausseté de cette opinion, et ce fut un élève en médecine, M. Renucci, qui fit voir le véritable acarus scabiei pour la première fois (août 1834), à la Clinique d'Alibert, à Saint-Louis. L'existence de cet animalcule est aujourd'hui hors de doute, et c'est à sa morsure que sont dues les vésicules de la gale.

Nous présenterons ici l'*Acarus de la gale du cheval*, découvert récemment par M. Bourguignon. En partant des données fournies par l'entomologie, on était fondé à refuser aux parasites connus propres aux herbivores, et au cheval en particulier, la faculté de transmettre la gale.

L'observation vient de nous permettre de remonter des effets aux causes et de tout expliquer. Le cheval peut avoir deux espèces de gale : une première, due à la présence du parasite acarien propre aux herbivores et connu depuis longtemps, qui ne saurait tracer des sillons, vivre sur la peau de l'homme et lui transmettre la contagion; une seconde, due à la contagion d'un acare identique à celui des carnivores, pouvant tracer des sillons, transmettre la psore, *et dont personne n'a soupçonné l'existence jusqu'à ce jour.*

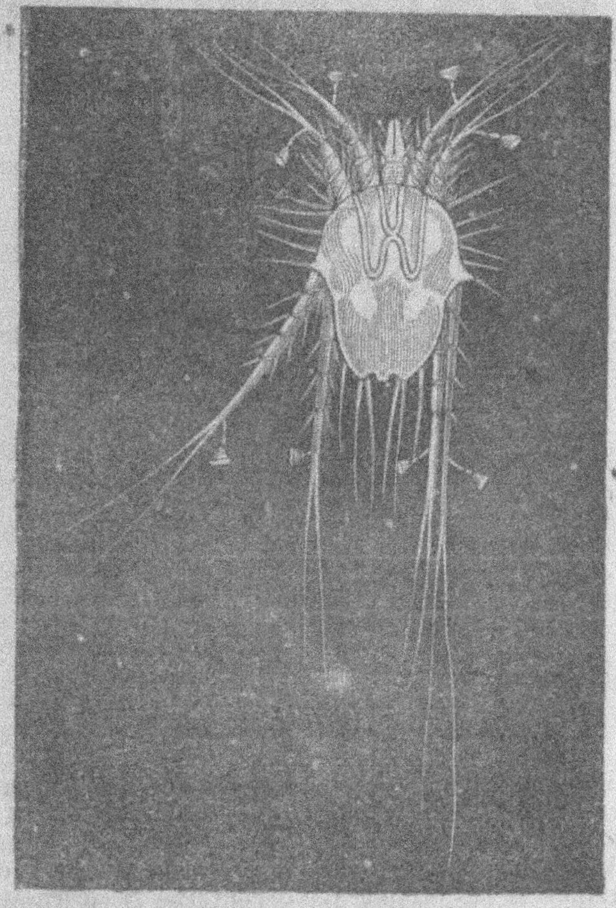

Fig. 36.

DES ANIMALCULES.

C'est le nom de ces myriades d'animaux qu'on ne peut apercevoir qu'au microscope. On les appelle par-

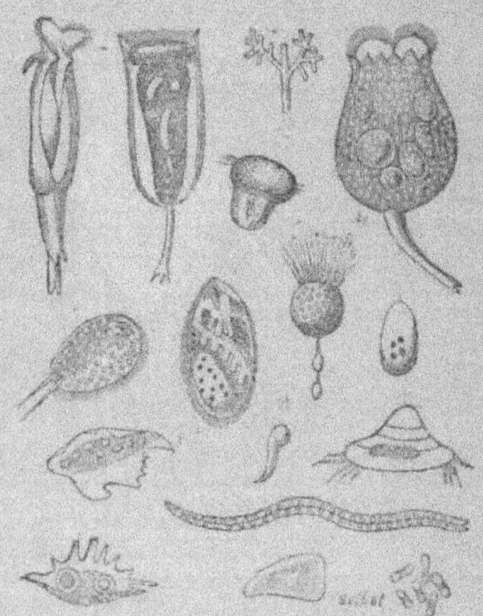

Fig 37 à 52. Animalcules.

ticulièrement *infusoires zoophytes*. « Ce furent Hartzœker et Leuwenhoek qui les premiers découvrirent et étudièrent les *animalcules*. Ils les remarquèrent surtout dans la semence des animaux et dans les infusions des graines et des plantes. Ces découvertes si curieuses et leurs observations occupèrent l'attention du monde savant. Buffon nia que ce fussent de vrais animaux. Il regarda ces corps mouvants dans les liquides comme les molécules organiques des végétaux. Depuis, des observations plus attentives ont confirmé tout ce qu'avait constaté Leuwenhoek, et aujourd'hui personne ne nie que ce soient des animaux. On les étudie, on les classe avec la même facilité que les animaux les plus appréciables à l'œil nu. Le savant Lamarck, l'immortel Cuvier, ont attaché leur nom à des travaux sur les *animalcules*. D'après eux et d'après les travaux plus récents de Bory de Saint-Vincent, on peut les caractériser ainsi : les *animalcules* ou *microscopiques* sont des animaux invisibles à l'œil nu, plus ou moins translucides, dépourvus de membres et dans lesquels on n'a pas encore aperçu d'yeux véritables, même rudimentaires. Ils sont contractiles en tout ou en partie, doués du sens du tact, et se nourrissent exclusivement par absorption ; chez eux, la génération paraît s'opérer par section ou par omission de gemmules, quand elle n'est pas spontanée.» On voit les animalcules, à l'aide d'un bon microscope, s'agiter en tous sens dans une goutte d'eau pour fuir un péril ou pour attaquer une proie. Ils ont la surface extérieure assez sensible pour s'apercevoir s'ils se trouvent dans un endroit où le liquide s'évapore et où ils sont en danger d'être bientôt à sec ; dans ce cas, ils se hâtent de gagner une eau plus profonde pour prolonger leur existence ; car aucun de ces animaux ne peut vivre hors de cet élément. Dès qu'ils en sont sortis, ils se dessèchent et perdent toute espèce de mouvement, et, quoiqu'on ait avancé le contraire, ils ne reviennent pas à la vie après en avoir été privés. Ces animaux sont tellement petits, que des naturalistes ont estimé que plusieurs millions réunis tiendraient sur la pointe d'une aiguille !

DES PARASITES.

Chez l'homme, comme chez les animaux bien organisés, on distingue 1° les *parasites vrais*, qui naissent dans les animaux mêmes et se développent aux dépens de leurs propres substances : tels sont les *vers intestinaux* ou *entozoaires ;* 2° les *parasites mixtes* ou *épizoaires* qui vivent sur la peau des animaux, tels sont les *poux*, les *puces*, les *acarus*, etc.

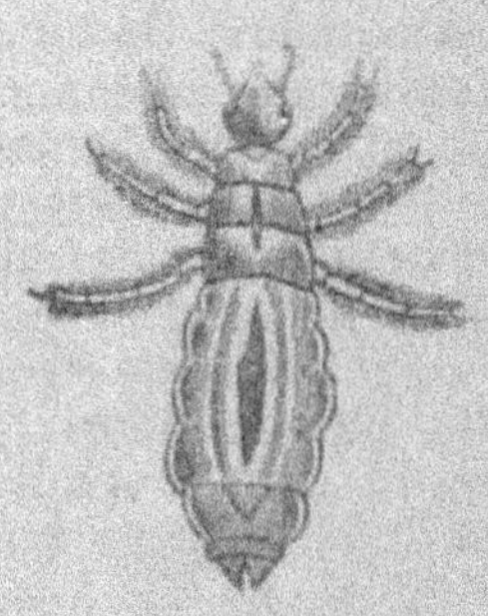

Fig. 53. Pou.

1° Les *poux*, que tout le monde connaît, ont le corps plat, presque transparent, et muni de six pattes terminées chacune par un ongle très fort ou par deux crochets dirigés l'un vers l'autre, ce qui leur permet d'adhérer fortement aux poils et aux cheveux. Leur tête est courte, et présente à sa partie inférieure le suçoir à l'aide duquel ils pompent le sang, après avoir percé la peau de l'animal avec un aiguillon corné qu'ils portent sous le ventre. Les espèces qui sont parasites de l'homme sont le *pou de la tête*, qui ne vit que dans les cheveux et est commun chez les enfants ; ses œufs sont appelés *lentes ;* le *pou du corps* et le *pou des malades*. Ces insectes se multiplient avec une prodigieuse rapidité ; on a calculé qu'un seul individu pouvait, en deux mois, produire dix-huit mille petits. La multiplication du pou est quelquefois si grande qu'elle peut engendrer une maladie mortelle, la *phthiriase* ou *maladie pédiculaire*.

La *chique* est une espèce d'insecte du genre puce, appelé aussi *tique*, *puce pénétrante*, ou *ton*, fort répandu dans l'Amérique méridionale, et qui, s'introduisant sous l'ongle des pieds et sous la peau du talon, y acquiert promptement le volume d'un gros pois par le développement de ses œufs, qu'elle porte sous son ventre. Elle détermine alors les plus graves accidents, et quelquefois même la mort, si on n'a le soin et l'adresse de l'extraire avant qu'elle ait fait sa ponte.

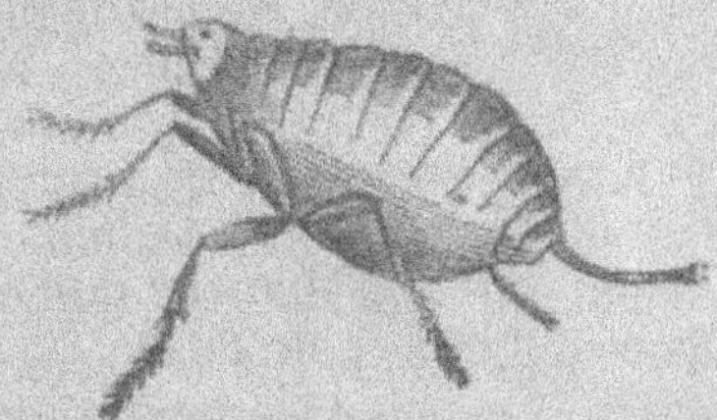

Fig. 54. La chique.

La couleur noire de la chique la fait aisément remarquer, et aussitôt qu'on l'aperçoit, il faut l'enlever de la chair, à l'aide d'une épingle ou d'un stylet très-pointu. On fait passer la démangeaison que cet insecte produit avec du jus de citron ou du vinaigre.

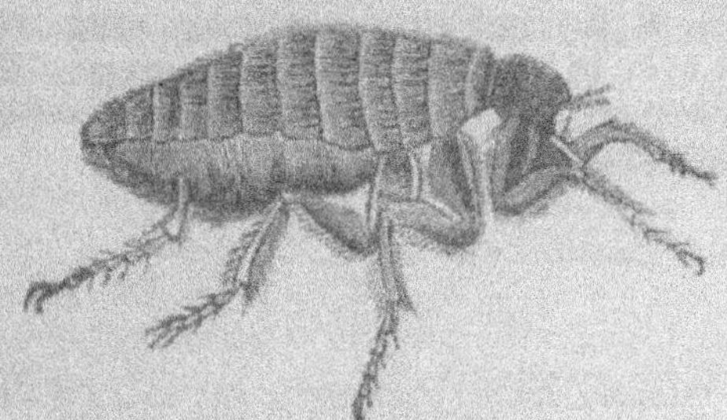

Fig. 55. Puce.

2° La *puce*, qui a le corps comprimé, et composé de douze segments solides et comme imbriqués; la tête petite, garnie de cils raides, et armée d'espèces de petites scies, à l'aide desquelles elle fait sa morsure, ainsi que d'un suçoir aigu, pour aspirer le sang; les yeux fort petits; les pattes épineuses, longues, fortes, surtout celles de derrière, ce qui permet à cet insecte de faire des bonds extraordinaires pour sa taille. Les puces sortent de l'œuf sous la forme de petits vers blancs, qui se filent un cocon soyeux, et subissent toutes les métamorphoses des insectes ailés : douze jours leur suffisent pour arriver à l'état parfait. On distingue : 1° la *puce commune*, qui paraît susceptible d'une sorte d'éducation : on en a vu à qui l'on avait appris à faire certains exercices ; 2° la *puce pénétrante* de l'Amérique du Sud (*chiques*), dont la morsure est fort cruelle et même venimeuse. Chaque espèce d'animaux domestiques paraît avoir également son espèce de puce.

3° La *punaise*, dont l'espèce la plus commune est la *punaise des lits* (*cimex lectularius*), bien connue de tout le monde par l'irritation que cause sa morsure et l'odeur infecte qu'elle exhale. On la trouve surtout dans l'Europe tempérée, dont elle infeste la plupart des habitations. « Cachée pendant le jour dans les papiers de tenture, dans les fissures des murailles et des boiseries, dans les sangles des lits, dans les plis des rideaux, etc., elle en sort la nuit et se dirige vers les personnes endormies, et, après s'être gorgée de sang, regagne sa retraite avec le jour. L'irritation que cause la morsure de ces insectes est due à un liquide corrosif que sécrètent leurs glandes salivaires.

DES VERS INTESTINAUX.

Ce sont les parasites de l'intérieur du corps de l'homme et des animaux. — Voy. *Vers intestinaux* dans le Dictionnaire.

Fig. 56 à 60.

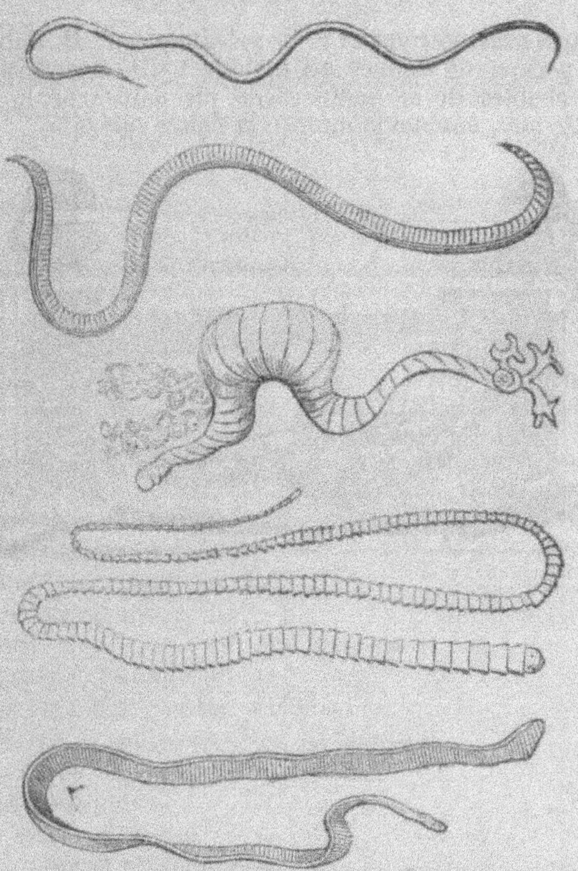

Fig. 56 à 60. — Vers intestinaux de l'homme et de quelques animaux. Nos 55. *Filaire*, de la grosseur d'un tuyau de plume, long quelquefois de plus de trois mètres; s'insinue sous la peau de l'homme, principalement aux jambes et sous la plante des pieds. — 57. *Lombric* ou *As*

caride lombricoïde. — 58. *Lernée*, petit crustacé qui s'attache principalement autour des yeux et des branchies des poissons. — 59. *Tænia de l'homme.* — 60. *Ligule*, ver qui est pour les oiseaux et les poissons ce qu'est le tænia pour l'homme.

APPAREILS POUR BAINS.

Nous présenterons ici le lit mécanique de M. Rabiot, qui permet de donner au malade toutes les positions convenables de le mettre dans un bain sans le remuer, etc., comme le montre la figure suivante.

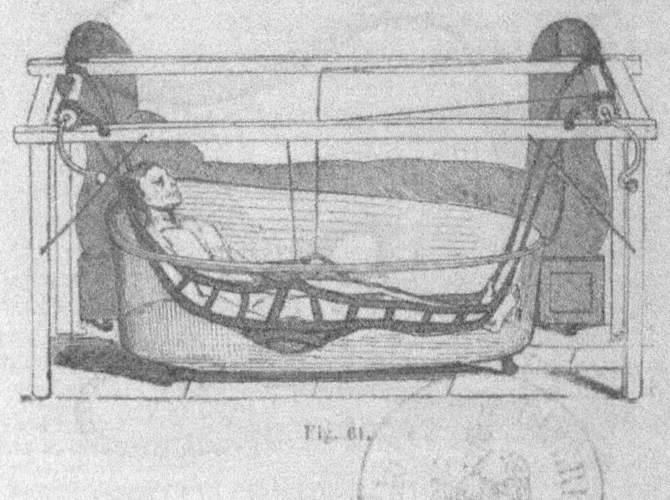

Fig. 61.

FIN.

Paris. — Typographie d'Em. Allard, 14, rue d'Enghien.

TABLE DES MATIÈRES.

ORGANES DE RELATION.

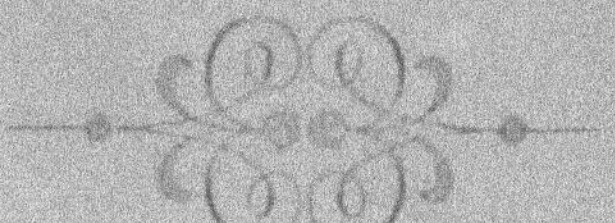

Paris. — Typographie d'Em. Allard, 14, rue d'Enghien.

www.ingramcontent.com/pod-product-compliance
Ingram Content Group UK Ltd.
Pitfield, Milton Keynes, MK11 3LW, UK
UKHW021555260726
13993UKWH00002B/851

9 782329 249186